歯科医師・研究者チームによる

歯周治療の コンセンサス

1 歯周炎の新分類（2017）

■ 世話人
吉江弘正
二階堂雅彦
畑めぐみ

■ コメンテーター
石川知弘
石原和幸
和泉雄一
浦野 智
小方頼昌
菅野文雄
五味一博
清水宏康
多部田康一
築山鉄平
冨岡栄二
水上哲也
三辺正人

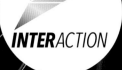

INTERACTION

はじめに

　近年、歯周治療に関する検査・材料・薬剤・機器の進化は著しく、新しい手法も多数開発され、歯周治療の技術革新が進展しています。一方、多くの研究論文と臨床歯科医師による情報が錯綜する中で、現時点における正しくかつ新しい統一見解（コンセンサス）が求められています。

　このような現状の中で、大学歯学部・歯科大学および歯科開業医から、歯周病の各分野でリードしている十数名の歯科医師、研究者や歯科衛生士が集まり、歯周治療における各種テーマ（検査診断・基本治療・再生治療・インプラント周囲疾患）についてのミーティングを企画しました。ミーティングでは、2つの基調講演と3つのミニトークを行い、その後十分な時間をとって、重要な臨床質問に対して全員で議論し、コンセンサスを得る方式を実施しております。

　本書は、2019年7月27日に実施した『第1回 歯周治療のコンセンサス ミーティング』をまとめたものです。このコンセンサス ミーティングは、2017年のワールドワークショップで報告された「歯周とインプラント周囲疾患・病態の新分類」のうち歯周炎の分類に焦点をあて、歯周炎の病因と実態に沿った検査・治療との関連を基盤にして行われました。

　本書では、そのミーティングでの議論を踏まえ、臨床論文・症例報告・臨床経験のバランスを配慮しながら、発表した内容および臨床質問に対するコンセンサス レポートを、わかりやすい文章表現と図表を存分に活用してまとめました。本書が、医療機関で活躍している臨床歯科医師・歯科衛生士ならびに歯科教育・研究機関に携わっている先生方にとって有益な情報となりますことを願っております。

2020年1月

歯周治療のコンセンサス ミーティング 世話人

吉江弘正、二階堂雅彦、畑めぐみ

利益相反について

　本書ならびに歯周治療のコンセンサス ミーティングは、白水貿易株式会社と株式会社デンタリードの協力のもと実施され、インターアクション株式会社が制作を行ったが、内容は世話人、各執筆者ならびにコメンテーターのみで検討され、三社の介入はなかった。

目次

PART 1

歯周炎新分類(2017)の アウトライン

吉江弘正

（新潟大学・名誉教授）

1. 歯周病新分類 (2017) の特徴

　　2017 年に出された歯周病とインプラント周囲疾患の新分類は、全体を大きく捉えると 3 つの特徴が見られる（**図 1**）。

　　まず第 1 の特徴は、健康者と歯肉炎患者を区別したことである。具体的には、BOP（プロービング時の歯肉出血）部位が 10％以上であれば歯肉炎患者であり、10％未満であれば健康者と定義された。

　　第 2 の特徴は、従来の歯周炎を慢性と侵襲性に分けた定義を改め、歯周炎を 1 つの疾患としてまとめ、ステージとグレードを用いて評価することにしたことである。その結果、これまで 4 つに分類されていた歯周炎が、

　　　　①壊死性歯周炎

　　　　②全身疾患の兆候としての歯周炎（**図 2**）

　　　　③歯周炎

の 3 つに分類された。

　　第 3 の特徴は、インプラント周囲疾患が明確になったことである。

健康者と歯肉炎患者の明確化

　　➡ BOP（＋）部位が口腔内で 10％以上を歯肉炎患者と定義［CAL（－）＆ PPD ≦ 3 mm］

『慢性・侵襲性歯周炎』を『ステージとグレード』からなる歯周炎に変更

　　➡［隣接 CAL（＋）or 頬舌 PPD ≧ 4 mm］が 2 歯以上あると歯周炎患者と定義

従来の歯周炎の分類	新分類におけるの歯周炎の分類
1. 壊死性歯周炎	1. 壊死性歯周炎
2. 慢性歯周炎	2. 全身疾患の兆候としての歯周炎
3. 侵襲性歯周炎	3. 歯周炎
4. 全身疾患の兆候としての歯周炎	

【全身疾患 ICD-10 code 約 50 疾患】1.1 遺伝（免疫、粘膜・結合組織、代謝内分泌）／1.2 HIV 感染／1.3 炎症
2. ストレス、うつ病、喫煙／3. 腫瘍

インプラント周囲疾患と病態を 4 つに分類

　➡健康・粘膜炎・周囲炎・軟硬組織欠損

図 1　歯周疾患、インプラント周囲疾患の新分類(2017)の特徴。
BOP：プロービング時の歯肉出血
CAL：臨床的付着ロス（喪失）
PPD：プローブによるポケット深さ
ICO：国際疾患分類

1a. 歯周炎の経過に多大な影響を及ぼす希少疾患

➡ 遺伝的なもの、症候群的なもので、臨床で遭遇することはきわめてレアな疾患

Down syndrome, Leukocyte adhesion deficiency syndromes, Papillon-Lefevre syndrome, Haim-Munk syndrome,Chediak-Higashi syndrome, Congenital neutropenia, Cyclic neutropenia, chronic granulomatous disease,Hyperimmunoglobulin E syndromes,Cohen syndrome,Dystrophic epidermolysis bullosa, Kindler syndrome, Plasminogen deficiency, Ehlers-Danlos syndromes, Angioedema, Systemic lupus erythematosus,Glycogen storage disease, Gaucher disease, Hypophosphatasia, Hypophosphatemic rickets, Hajdu-Cheney syndrome, Acquired neutropenia, HIV infection, Epidermolysis bullosa acquisita, inflammatory bowel disease, Arthritis

1b. 歯周炎の経過にさまざまな影響を及ぼす一般的疾患・状態

➡ 糖尿病は高血糖時影響するが「糖尿病性歯周炎」は個別の疾患ではない（糖尿病は「歯周炎」の重要な修飾因子）

➡ 喫煙は歯周炎リスクを2～5倍増加させるが、「喫煙性歯周炎」は個別の疾患ではない（現在の喫煙は「歯周炎」のグレードに影響する）

Diabetes mellitus, Obesity, Osteoporosis, Emotional stress and depression, Smoking, Medications

2. バイオフィルム性炎症とは独立して歯周組織に影響する疾患・状態

Oral squamous cell carcinoma, Odontogenic tumors, Other primary neoplasms of the periodontal tissues,Secondary metastatic neoplasms of the periodontal tissues, Granulomatosis with polyangiitis, Langerhans cell histiocytosis, Giant cell granulomas, Hyperparathyroidism, Systemic sclerosis, Vanishing bone disease

図2　歯周支持組織に影響する全身疾患の分類。

2．新分類 (2017) におけるステージとグレードとは

　新分類では、前述のとおり歯周病を１つの疾患として捉え、ステージとグレードにて評価するように変更された。ここでは、新分類で定義されたステージとグレードについて、それぞれの着眼点を整理する。

1）ステージの着眼点

　ステージ（**図3**）には１〜４のステージがあり、それぞれ重症度と複雑性の２つから判断することになる。

　重症度は、『隣接部の最大CAL（臨床的付着レベル、CEJからポケット底部までの距離）』、『エックス線写真による骨吸収量』、『歯の喪失数』により判断される。このうち骨吸収量は33％がステージの分岐点となるが、これは円錐形である歯根では33％（つまり1/3）ともなると半分程度の骨吸収に相当することから、このように設定されたものと考えられる。また歯の喪失数は４歯と５歯に分岐点が設定されているが、これは５歯以上喪失すると機能が低下するからであろう。

　一方複雑性は、『最大PD（ポケット深さ）』、『骨吸収』、『根分岐部・動揺・咬合・歯数ほか』により判断される。

　なお、罹患歯数（％）と部位により、『限局型（罹患歯が30％未満）』、『広汎型（罹患歯が30％以上）』、『臼歯型か切歯型か』を分け、ステージに付記するとされている。

Stage		I （初期）	II （中等度）	III （重度）	IV （アドバンスト）
重症度	隣接部 最大CAL	1〜2mm	3〜4mm	≧5mm	≧5mm
	エックス線写真 での骨吸収	<15%	15〜33%	≧33%	≧33%
	歯の喪失	なし	なし	≦4歯	≧5歯
複雑性	最大PD	≦4mm	≦5mm	≧6mm	≧6mm
	骨吸収	おもに水平性	おもに水平性	垂直性、 ≧3mm	垂直性、 ≧3mm
	根分岐部／動揺／ 咬合／歯数ほか			根分岐部病変： II、III級 中等度の顎堤欠損	動揺度２以上 重度の顎堤欠損、 咬合崩壊、残存歯 20歯以下
分布範囲	ステージに付記		限局型（＜30％罹患歯）or 広汎型（≧30％罹患歯）or 臼歯／切歯型		

図3　歯周病の新分類(2017)にて定義された、重症度と複雑性を示すステージ（カラーグラデーションは筆者による臨床イメージを表現したもの）。
CAL：CEJ（セメントエナメル境）からポケット底部までの距離
PD：歯肉縁からポケット底部までの距離

2)グレードの着眼点

グレード(**図4**)は、進行度により

A：slow(緩慢)

B：moderate(中等度)

C：rapid(急速)

の3つに分けられている。このうちAと一部のBがおそらく慢性歯周炎、Bの一部とCが侵襲性歯周炎に該当すると思われる。

グレードは主基準と修飾因子から判断する。主基準は『5年間のBLあるいはCALの変化』、『骨吸収量(骨吸収％を年齢で割った値)』、『バイオフィルムの量』で判断する。このうちBLあるいはCALの評価を5年間の変化としたのは、5年であれば多くの患者の過去の検査結果を追うことができるであろうという配慮からと思われる。**次ページ図5a**は5年間のBLあるいはCALの変化について、**同図5b**は年齢から見た骨吸収速度について筆者が作図したイメージ図である。

一方修飾因子は、いわば危険因子であり、『喫煙の有無と1日あたりの本数』、『糖尿病の有無とHb(ヘモグロビン)A1cの数値』で判断する。

その他として、炎症の全身への影響度については血清CRP(C反応性蛋白)にて判断するもので、3mg/Lを分岐点に判断するとされている。しかし、血清CRPを指標に用いることについては今後さらなる検討が必要であろう。

Grade			A：slow (緩慢)	B：modetate (中等度)	C：rapid (急速)
主基準	直接	5年間の BL or CAL 変化	なし	＜ 2mm	≧ 2mm
	間接	BL%/ 年齢	＜ 0.25	0.25 〜 1.0	＞ 1.0
		破壊程度 / Biofilm 量	低い	相当	過剰
修飾因子	危険因子	喫煙	なし	＜ 10本 / 日	≧ 10本 / 日
		糖尿病	正常	＜ 7.0% HbA1c	≧ 7.0% HbA1c

図4 歯周病の新分類(2017)にて定義された進行度を示すグレード(カラーグラデーションは筆者による臨床イメージを表現したもの)。
BL：骨吸収　　CAL：CEJ(セメントエナメル境)からポケット底部までの距離　　HbA1c：ヘモグロビンA1C
PD：歯肉縁からポケット底部までの距離

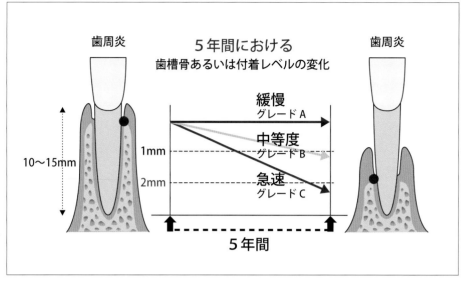

図5a 5年間の歯槽骨レベルあるいは付着レベルの変化についてのイメージ図(筆者作図)。5年間で2mmを超えたらグレードC、ほとんど変化がなければグレードA、どちらでもないものがグレードBと考えるとわかりやすいだろう。

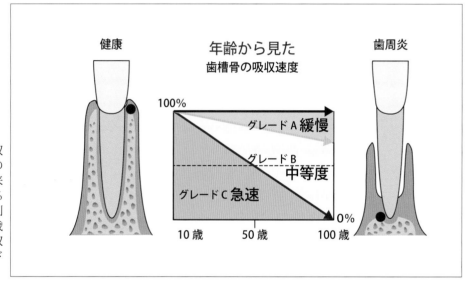

図5b 年齢と歯槽骨吸収速度からみたグレードのイメージ(筆者作図)。来院時の最大歯槽骨吸収%を年齢で割った値から判断する。たとえば50歳の患者で、最大の骨吸収が50%以上ならグレードCとなる。

3）ステージとグレードを用いた歯肉炎・歯周炎患者の診断フロー

　図6は、実際にステージとグレードを用いた歯肉炎・歯周炎患者の診断フローチャートイメージである。まず健康、歯肉炎、壊死性歯周炎、歯周炎、全身疾患の兆候としての歯周炎を分け、歯周炎に関してはステージ分類を行い、分布範囲を確認し、グレード分類を行うという流れになる。

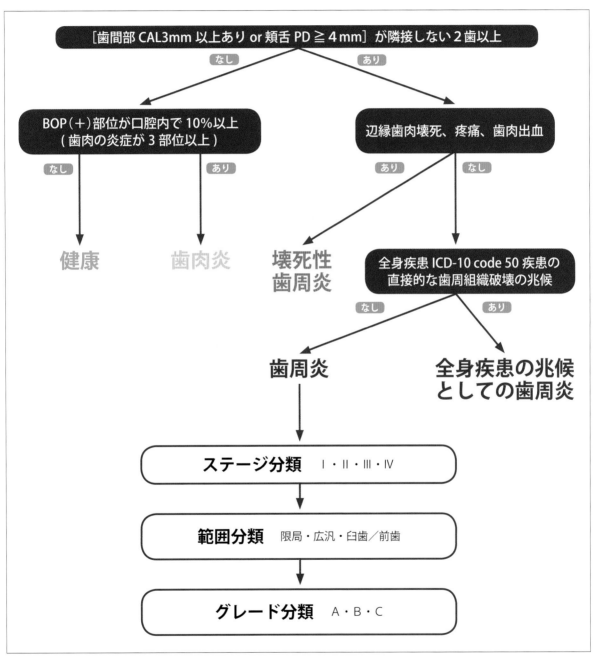

図6　歯肉炎・歯周炎患者診断のためのフローチャートイメージ（Chapple I, Tonetti M, Papapanou P, Jepson S., 2017. を参考に筆者作成）。
CAL：CEJ（セメントエナメル境）からポケット底部までの距離
PD：プロービングによるポケット深さ
BOP：プロービング時の歯肉出血
ICO：国際疾患分類

参考文献

1. Chapple ILC, Mealey BL, Van Dyke TE, Bartold PM, Dommisch H, Eickholz P, Geisinger ML, Genco RJ, Glogauer M, Goldstein M, Griffin TJ, Holmstrup P, Johnson GK, Kapila Y, Lang NP, Meyle J, Murakami S, Plemons J, Romito GA, Shapira L, Tatakis DN, Teughels W, Trombelli L, Walter C, Wimmer G, Xenoudi P, Yoshie H. Periodontal health and gingival diseases and conditions on an intact and a reduced periodontium: Consensus report of workgroup 1 of the 2017 World Workshop on the Classification of Periodontal and Peri-Implant Diseases and Conditions. J Periodontol 2018;89 Suppl 1:S74-S84.

2. Tonetti MS, Greenwell H, Kornman KS. Staging and grading of periodontitis: Framework and proposal of a new classification and case definition. J Periodontol 2018;89 Suppl 1:S159-S172.

3. Papapanou PN, Sanz M, Buduneli N, Dietrich T, Feres M, Fine DH, Flemmig TF, Garcia R, Giannobile WV, Graziani F, Greenwell H, Herrera D, Kao RT, Kebschull M, Kinane DF, Kirkwood KL, Kocher T, Kornman KS, Kumar PS, Loos BG, Machtei E, Meng H, Mombelli A, Needleman I, Offenbacher S, Seymour GJ, Teles R, Tonetti MS. Periodontitis: Consensus report of workgroup 2 of the 2017 World Workshop on the Classification of Periodontal and Peri-Implant Diseases and Conditions. J Periodontol 2018;89 Suppl 1:S173-S182.

4. Jepsen S, Caton JG, Albandar JM, Bissada NF, Bouchard P, Cortellini P, Demirel K, de Sanctis M, Ercoli C, Fan J, Geurs NC, Hughes FJ, Jin L, Kantarci A, Lalla E, Madianos PN, Matthews D, McGuire MK, Mills MP, Preshaw PM, Reynolds MA, Sculean A, Susin C, West NX, Yamazaki K. Periodontal manifestations of systemic diseases and developmental and acquired conditions: Consensus report of workgroup 3 of the 2017 World Workshop on the Classification of Periodontal and Peri-Implant Diseases and Conditions. J Periodontol 2018;89 Suppl 1:S237-S248.

Periodontitis stage

Tonetti MS, Greenwell H, Kornman KS. Staging and grading of periodontitis: Framework and proposal of a new classification and case definition.
J Clin Periodontol 2018;45 Suppl 20:S149-S161.

Periodontitis stage		Stage I	Stage II	Stage III	Stage IV
Severity	**Interdental CAL at site of greatest loss**	1 to 2 mm	3 to 4 mm	≥5 mm	≥5 mm
	Radiographic bone loss	Coronal third (<15%)	Coronal third (15% to 33%)	Extending to middle or apical third of the root	Extending to middle or apical third of the root
	Tooth loss	No tooth loss due to periodontitis		Tooth loss due to periodontitis of ≤4 teeth	Tooth loss due to periodontitis of ≥ 5 teeth
Complexity	**Local**	Maximum probing depth ≤4 mm Mostly horizontal bone loss	Maximum probing depth ≤5 mm Mostly horizontal bone loss	In addition to stage II complexity: Probing depth ≥6 mm Vertical bone loss ≥3 mm Furcation involvement Class II or III Moderate ridge defect	In addition to stage III complexity: Need for complex rehabilitation due to: Masticatory dysfunction Secondary occlusal trauma (tooth mobility degree ≥2) Severe ridge defect Bite collapse, drifting, flaring Less than 20 remaining teeth (10 opposing pairs)
Extent and distribution	**Add to stage as descriptor**	For each stage, describe extent as localized (<30% of teeth involved), generalized, or molar/incisor pattern			

The initial stage should be determined using CAL; if not available then RBL should be used. Information on tooth loss that can be attributed primarily to periodontitis – if available – may modify stage definition. This is the case even in the absence of complexity factors. Complexity factors may shift the stage to a higher level, for example furcation II or III would shift to either stage III or IV irrespective of CAL. The distinction between stage III and stage IV is primarily based on complexity factors. For example, a high level of tooth mobility and/or posterior bite collapse would indicate a stage IV diagnosis. For any given case only some, not all, complexity factors may be present, however, in general it only takes one complexity factor to shift the diagnosis to a higher stage. It should be emphasized that these case definitions are guidelines that should be applied using sound clinical judgment to arrive at the most appropriate clinical diagnosis.

For post-treatment patients CAL and RBL are still the primary stage determinants. If a stage-shifting complexity factor(s) is eliminated by treatment, the stage should not retrogress to a lower stage since the original stage complexity factor should always be considered in maintenance phase management.

CAL = clinical attachment loss; RBL = radiographic bone loss.

Periodontitis grade

Tonetti MS, Greenwell H, Kornman KS. Staging and grading of periodontitis: Framework and proposal of a new classification and case definition.
J Clin Periodontol 2018;45 Suppl 20:S149-S161.

Periodontitis grade			Grade A : Slow rate of progression	Grade B : Moderate rate of progression	Grade C : Rapid rate of progression
Primary criteria	Direct evidence of progression	Longitudinal data (radiographic bone loss or CAL)	Evidence of no loss over 5 years	<2 mm over 5 years	≥2 mm over 5 years
	Indirect evidence of progression	% bone loss/age	< 0.25	0.25 to 1.0	>1.0
		Case phenotype	Heavy biofilm depositis with low levels of destruction	Destruction commensurate with biofilm deposits	Destruction exceeds expectation given biofilm deposits; specific clinical patterns suggestive of periods of rapid progression and/or early onset disease (e.g., molar/incisor pattern; lack of expected response to standard bacterial control therapies)
Grade modifiers	Risk factors	Smoking	Non-smoker	Smoker <10 cigarettes/day	Smoker ≥10 cigarettes/day
		Diabetes	Normoglycemic/ no diagnosis of diabetes	HbA1c <7.0% in patients with diabetes	HbA1c ≥7.0% in patients with diabetes
Risk of systemic impact of periodontitis [a]	inflammatory burden	High sensitivity CRP (hsCRP)	<1 mg/L	1 to 3 mg/L	>3 mg/L
Biomarkers	Indicators of CAL/bone loss	Saliva, gingival crevicular fluid, serum	?	?	?

Grade should be used as an indicator of the rate of periodontitis progression. The primary criteria are either direct or indirect evidence of progression.

Whenever available, direct evidence is used; in its absence indirect estimation is made using bone loss as a function of age at the most affected tooth or case presentation (radiographic bone loss expressed as percentage of root length divided by the age of the subject, RBL/age). Clinicians should initially assume grade B disease and seek specific evidence to shift towards grade A or C, if available. Once grade is established based on evidence of progression, it can be modified based on the presence of risk factors.

[a] Refers to increased risk that periodontitis may be an inflammatory comorbidity for the specific patient. CRP values represent a summation of the patient's overall systemic inflammation, which may be in part influenced by periodontitis, but otherwise is an "unexplained" inflammatory burden that be valuable to assess in collaboration with the patient's physicians. The grey color of the table cells refers to the need to substantiate with specific evidence.

This element is placed in the table to draw attention to this dimension of the biology of periodontitis. It is envisaged that in the future it will be possible to integrate the information into periodontitis grade to highlight the potential of systemic impact of the disease in the specific case. Question marks in the last row indicate that specific biomarkers and their thresholds may be incorporated in the table as evidence will become avaialble.

HbA1c, glycated hemoglobin; hsCRP, high sensitivity C-reactive protein; PA, periapical; CAL, clinical attachment loss.

PART 2

歯周炎新分類(2017)の
コンセンサス レポート

【コンセンサス レポート作成チーム】

石川知弘　　　（医療法人社団 石川歯科 院長／静岡県浜松市）

石原和幸　　　（東京歯科大学 微生物学講座 教授）

和泉雄一　　　（東京医科歯科大学 名誉教授）

浦野 智　　　（浦野歯科診療所 院長／大阪府大阪市）

小方頼昌　　　（日本大学松戸歯学部 歯周治療学講座 教授）

菅野文雄　　　（六本木ヒルズ西堀歯科 副院長／東京都港区）

五味一博　　　（鶴見大学歯学部 歯周病学講座 教授）

清水宏康　　　（清水歯科クリニック 院長／東京都江戸川区）

多部田康一　　（新潟大学大学院医歯学総合研究科 歯周診断・再建学分野 教授）

築山鉄平　　　（つきやま歯科医院 専門医療クリニック天神 院長／福岡県福岡市）

冨岡栄二　　　（冨岡歯科医院 院長／東京都新宿区）

二階堂雅彦　　（二階堂歯科医院 院長／東京都中央区）

畑 めぐみ　　（患者代表（インターアクション株式会社 代表取締役社長）／東京都武蔵野市）

水上哲也　　　（水上歯科医院 院長／福岡県福津市）

三辺正人　　　（神奈川歯科大学大学院歯学研究科 口腔統合医療学講座 歯周病学分野 教授）

吉江弘正　　　（新潟大学 名誉教授）

新分類 (2017) と歯周炎の病因論との関係をまとめてみると？

● 細菌・宿主（生体）・環境における多因子の相互作用が、歯周炎患者の発症、進行速度、重症度、病態に影響し、ステージ／グレード分類を決定している。 (☞ 28～33、47～48、53 ページ)

● プラーク中に存在する *P. gingivalis* などの歯周病原細菌は、健全な常在細菌叢を攪乱して病原性の強いバイオフィルムに変化させ（ディスバイオーシス）、炎症を持続させている。 (☞ 23～26、30～31 ページ)

● 喫煙・コントロールされていない糖尿病は、歯周炎にさまざまな影響をあたえる明確なリスク因子である。 (☞ 9、35、43 ページ)

● 炎症による歯周組織破壊の程度は、宿主応答の違い（個人差、体質）、先天的因子、後天的因子により規定され、グレードに影響を与える。 (☞ 28～30、35 ページ)

● 今後の課題としては、
  • ディスバイオーシスのマーカーの検索
  • 歯周炎の全身への影響についてのバイオマーカーの検索
  • グレード分類に関するより客観的な指標の検索
  があげられる。 (☞ 26～27、32～33、49 ページ)

Consensus Report

ステージⅠ〜Ⅳとグレード A-B-C を診断する検査法とは？

- エックス線による歯槽骨吸収、プロービングポケット深さ（PPD）、付着レベル（CAL）、喪失歯数、喫煙、糖尿病のコントロールの有無により、ステージ／グレード分類が可能である。（☞ 8〜14、43〜48 ページ）

- ステージ分類は重症度を反映するものであり、その検査は、患者の最大 CAL と骨吸収、喪失歯数および複雑性を基準にⅠからⅣに分類したもので、病変の広がり（限局型・広汎型・切歯／臼歯型）とともに重要な臨床指標である。（☞ 8〜14、43〜45 ページ）

- グレード分類は歯周炎の進行速度およびリスクを反映するものであり、その検査は、5 年間の骨吸収、CAL と骨吸収／年齢比、バイオフィルム量に対する破壊度、喫煙および糖尿病のコントロール状態を考慮した臨床指標である。（☞ 8〜14、32〜33、46〜48 ページ）

- 今後の課題としては、
  - 歯周医学的検査
  - CRP、唾液、GCF、血清のリスクマーカーの導入
  - 高感受性歯周炎の診断基準
  などがあげられる。（☞ 32〜33、49〜50 ページ）

Consensus Report

ステージⅠ～Ⅳ／グレードA-B-C と推奨される治療法の関係は？

- ●ステージ／グレード分類は、患者個人としての治療方針の目安となり、歯・部位の検査診断を加えることにより治療方針の指標となる。

  （☞ 36～39、53～56 ページ）

- ●ステージⅠ、Ⅱの大半の症例においては、基本治療（PhaseⅠ：プラークコントロール、SRP ほか）で対応可能である。（☞ 37～39、54～56 ページ）

- ●ステージⅠ、Ⅱの症例で、再評価の結果により、必要に応じて抗菌薬の応用、外科処置を検討する。（☞ 37～39、56 ページ）

- ●ステージⅢの症例では、基本治療と再評価を経て、必要に応じて抗菌薬の応用、歯周再生治療を含む外科処置、根分岐部治療、抜歯の適応を検討する。

  （☞ 38、57～61 ページ）

- ●ステージⅣの症例においては、ステージⅠ、Ⅱ、Ⅲの処置に加えて、矯正治療、補綴治療を含む治療計画を検討する。（☞ 38、44～45 ページ）

- ●グレード分類においては、治療における積極度、メインテナンス・SPT の密度、医科との連携度をA、B、Cの順に上げていくことが重要である。

  （☞ 36～39、53～56 ページ）

- ●グレードCの歯周病患者おいては、歯周治療、生活習慣指導、医科との連携を実施することにより、グレードBへの移行をめざす。

  （☞ 36～39、44～48 ページ）

Consensus Report

PART 3

歯周炎新分類(2017)を理解するための知識と臨床

Chapter 1

歯周炎と歯肉縁下細菌叢の関係に関する研究の現状

石原 和幸

東京歯科大学 微生物学講座 教授

1. 病因論における細菌学

　歯周病の病因論を語る上でよく取り上げられるのが Löe ら[1]の実験的歯周炎の研究（**図1**）である。しかしこれに対する否定的な意見も存在した。その理由としては、非常に多数の菌種の中でその変化が認められたことから、その変化した菌種に病原菌がいると仮定して、それ以降病原菌のスクリーニングをしていることがあげられる。これは、菌叢が先か歯周炎が先かという問題を含んだまま解析が進んでいったことを意味している。

　感染症の定義として用いられるコッホの原則（**図2**）も、歯周炎に関しては一部を「頻度が低い」「検出の減少」「血清抗体価の上昇」「病原因子の有無」など曖昧な定義を用いて解析を進めたことから、そもそもの根拠に問題があり、臨床医から疑問の声が上がることも少なくなかった。その理由としては、従来の研究では菌の検出法に技術的な限界があり、一部の菌種のみしか解析できなかった点と、宿主応答に関わる研究が少なく歯周炎の全体像の把握が困難となっていた点があげられる。しかし、近年、次世代シークエンサーによるマイクロバイオーム（細菌叢）の網羅的解析が可能になるとともに、骨免疫学の進歩により歯周炎における吸収のメカニズムが明らかになることによって、その解明が急速に進みつつある。

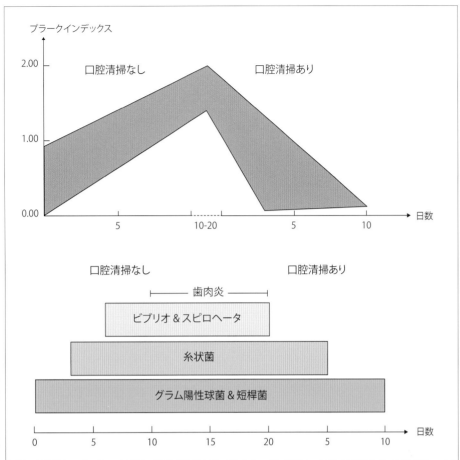

図1 実験的歯肉炎と歯肉縁下細菌叢顕微鏡観察（Löe H et al., 1995.[1]）より引用改変）。歯肉炎とともに歯肉縁下の菌の組成が変わっている。

- 特定の細菌が病巣部から高頻度または多数検出され、健常部からは検出されないか、されても頻度が低い。
- その菌種の排除（もしくは検出の減少）によって症状が改善する。
- 病原菌が宿主組織へ作用し、それによって常在菌では認められない血中抗体価の上昇が認められる。
- 病原菌が宿主に病原性を示すと考えられる因子を有している。
- 動物実験によって病原菌が疾患もしくは組織傷害を起こす能力がある。

図2 改訂コッホの原則[2]。

2．従来の歯周病原性菌に関する研究のアプローチ

　図3は Page ら[3]が 1990 年代後半に示した歯周病の発症機序である。歯周病原性菌に関するアプローチの論点は、

　　　①病巣部から検出され、健常部に比べその占める割合が高いこと（Microbial challenge）

　　　②病原因子を持つこと（LPS, Other virulence factors）

　　　③宿主の病原細菌に対する応答（Host immuno-inflammatory response）

　　　④宿主、環境因子が与える影響（Genetic and environmental factor）

であるが、従来の歯周病原細菌についての研究は①と②が中心に行われて来ており、③④を視野に入れた研究は病原菌が特定の菌種に絞られていないため十分行われていなかった。

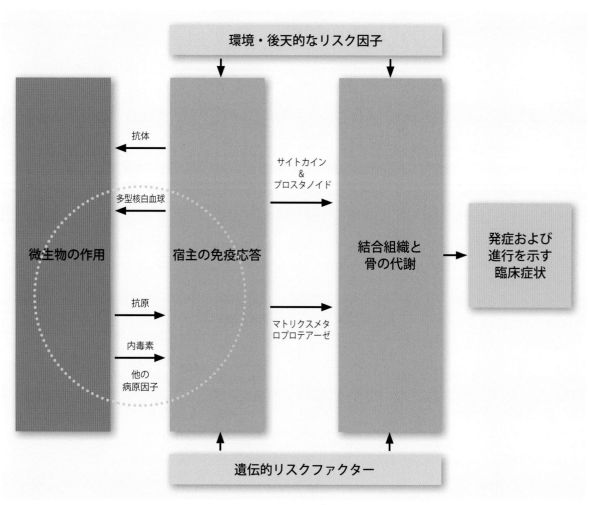

図3　Page RC らによる歯周炎の発症機序（Page RC et al., 1997.[3]より引用改変）。

3. 菌種と病原因子に関する研究の現状

　従来の研究では全菌種を対象とはしていないが、歯周病に関わる菌種とその病原因子の研究は多数行われ、それによって歯周病に関わると考えられる菌種が絞られてきている。その中で代表的なものは、*Porphyromonas gingivalis* と *Aggregatibacter actinomycetemcomitans* である。これらの菌種の検出は、それぞれ慢性歯周炎と限局性侵襲性歯周炎と関連を持ち、複数の病原因子となり得る性質が明らかにされている。これらの菌種と比較すると、同じように歯周病原性が示唆されている *Treponema denticola* や *Tannerella forsythia* で明らかにされている病原性因子は少ない（**表1**）。

　表2は、Teles ら[4]が歯周病原性菌としてのコンセンサスを示したものであるが、コンセンサスがあるものは、*P. gingivalis*、*A. actinomycetemcomitans*、*T. forsythia* の3菌種である。他の菌種との違いは、疫学データの量が主なものである。臨床データが少ない理由には、分離培養が難しく、臨床での検出が行われなかったといったバイアスも存在している。さらに、菌種によっては遺伝子操作の方法が確立しておらず、病原性の解析が遅くなっているといった技術的なバイアスも存在する。

表1　歯周病原性菌の病原因子

菌種	病原性因子
A. actinomycetemconitans	線毛、内毒素、ロイコトキシン、細胞致死膨化毒素
P. gingivalis	線毛（FimA、Mfa1）、内毒素、Gingipain、酪酸、上皮細胞への侵入
T. forsythia	BspA、S-layer
T. denticola	Msp、dentilisin、FhbB（補体に対する抵抗性）

表2　歯周炎に関与する菌種（Teles RP et al., 2006.[4]より引用改変）

病原体として コンセンサスのあるもの	病原体を示唆するデータ 【Storong】	病原体を示唆するデータ 【Moderate】
A. actinomycetemcomitans		
P. gingivalis	*T. denticola*	*C. rectus*
T. forsythia	*P. intermedia*	*E. corrodens*
	F. nucleatum	*D. pneumosintes*
	P. nigrescens	*Filifactor alocis*
	E. nodatum	*Parvimonas micra*
		Selenomonas sp.
		"S. milleri" group
		T. socransky

バイアスがあるとはいえ、従来のデータから歯周病原性菌と考えられて来た菌種は現在の高速シークエンサーによる網羅的解析においても主要な菌種として検出される[5]（**図4**）。さらに歯周治療の前後のマイクロバイオームを網羅的に解析し主成分分析によりグラフ化すると、**図5**のように組成が異なることが示される[6]。これらの結果は、従来に報告されている歯周病原性菌を含む特定の菌群が歯周炎の発症に何らかの影響を与えていることを示している。しかし、これだけで「菌叢が先か歯周炎が先かという問題」がはっきりしたわけではなく、現在も新たな解析が続いている。

　現在の考えかたとしては、歯周病の病因にはディスバイオーシスが重要な役割を果たすと考えられている[7]（**図6**）。口腔内においては、唾液中の浮遊細菌が歯面に付着しバイオフィルムを形成する。付着した菌により単純に形成されたバイオフィルムは病原性が弱い。このバイオフィルム形成のプロセスで、特定の細菌（現在 *P. gingivalis* が想定されている）の定着、さらにそれに伴い免疫応答の障害が起こると、バイオフィルム中に病原性の強い菌種の定着が起こり、病原性の強いバイオフィルムが形成される。このプロセスをディスバイオーシスと呼ぶ。この考えかたの特徴としては、**図3**のところで述べたように、従来は細菌の病原性の視点を中心に考えていたものが、細菌の病原性に加えて宿主の免疫応答の変調までを視野に入れて疾患の発症プロセスを考えている点であり、従来の概念を大きく変えたものである。

　最近、**図7**に示すように、歯周炎のマウスモデルを用いて、ヘルパーT細胞のうちTh17を欠損させると骨吸収が減少し、同時にプラークの量が増加するという報告がなされた[8]。このような研究から、歯周炎の骨吸収について、そのプロセスで感染を防御するためにTh17が活性化され、その防御応答の結果が骨吸収に繋がっていくことが明らかにされている。さらに、Th17の欠損によってプラークの量が増えるという宿主と細菌のクロストークまでもが示されている。また、他のグループによりディスバイオーシスを起こした菌叢がTh17の増加をもたらすといった報告[9]もされている。これらの報告は、宿主とのクロストークの観点から、さらに歯周病原性菌に関する解析を行う必要性を示している。

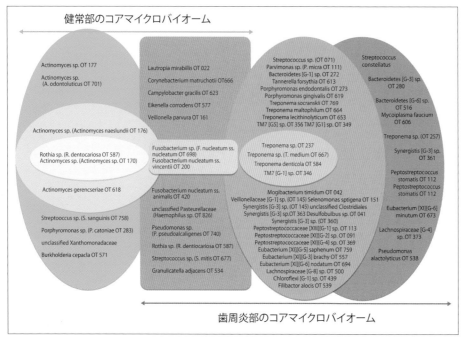

図4　健常者と歯周病患者の歯肉縁下マイクロバイオームの網羅的解析：菌　種（Abusleme L et al., 2013.[5]より引用改変）。
緑色：健常者
ピンク：歯周炎患者

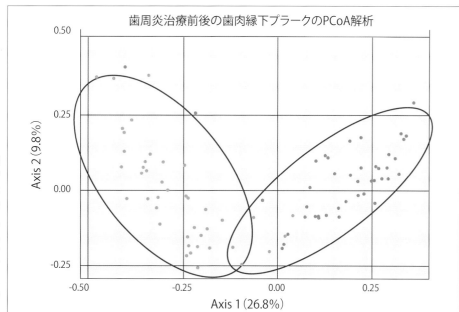

図5 歯周病患者の治療前後における歯肉縁下マイクロバイオームの解析：マイクロバイオームの比較（Hagenfeld D et al., 2018.[6]より引用改変）。主成分分析によりマイクロバイオームを比較している。治療前をピンク、治療後を青のプロットで示している。

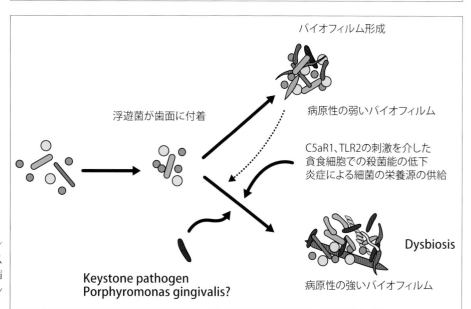

図6 ディスバイオーシスのメカニズム。ディスバイオーシスによって病原性の強いバイオフィルムが形成される。

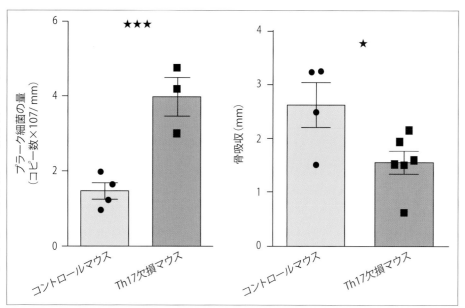

図7 歯周炎の骨吸収における Th17 の役割と Th17 がプラークの量に与える影響（Tsukasaki M et al., 2018.[8]より引用改変）。マウスの歯周炎モデルにおいて、ヘルパーT 細胞のうち Th17 を欠損させると歯槽骨吸収が抑制される（右）。それと同時に、Th17 の欠損によりデンタルプラークの菌数（歯に巻いた絹糸から回収した菌を tuf 遺伝子のコピー数で定量したもの）が増加する（左）。

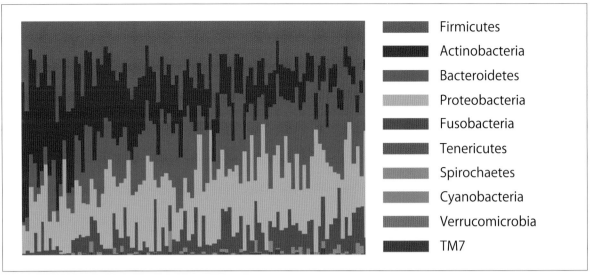

図8a 歯肉縁上プラークのマイクロバイオーム解析：門レベル（Human Microbiome Project 2012.[12]より引用改変）。

4. 細菌因子について残る課題 "どのレベルで見るか？"

1）菌種 vs 菌株

現在までに、*P. gingivalis* では「2型線毛を持つ *P. gingivalis* は病原性が高い[10]」ことが報告がされている。*A. actinomycetemcomitans* も、ロイコトキシン産生能が高い株があり、それが侵襲性歯周炎のリスクとなることが報告されている[11]。こういった菌種内でも病原性の違いがある点を考えると、細菌因子を解析するにあたって、菌種レベルで見るのか病原性のマーカーとなる病原因子レベルで見るべきなのかについて考える必要がある。

2）菌種 vs 機能遺伝子

マイクロバイオーム解析が進むにつれ、マイクロバイオームの菌種組成に多様性があっても機能遺伝子で見ると類似しているという報告がなされている[12]（**図8**）。つまり、「菌種は異なっていても機能を代替できる遺伝子を持っている菌がいる場合がある」ということである。この点で考えると、菌種ではなく特定の機能遺伝子レベルでマイクロバイオームを解析すれば、プラーク中でディスバイオーシスとともに変化する機能遺伝子などを明らかにすることによってマーカーとなる機能遺伝子を解明することも可能となる。

現在、多くのマイクロバイオーム解析は 16S rRNA 領域のシークエンスによって行われているが、今後は菌株間の差や機能遺伝子を明らかにするため、サンプル中にあるDNAをすべて解析するメタゲノム解析に移行していく必要がある。それによって歯周炎の発症に必要な機能遺伝子、さらにそれを持つ菌種または菌株を明らかにし、プラーク-宿主間のクロストークの観点から病因を解明する必要があると考えられる。

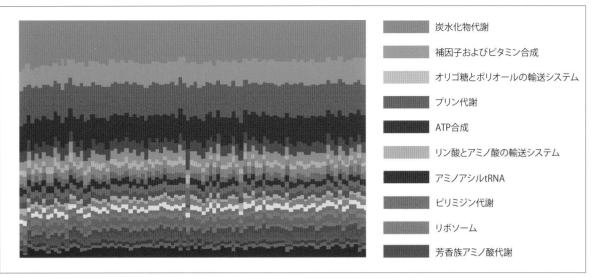

図8b 歯肉縁上プラークのマイクロバイオーム解析：代謝経路レベル（Human Microbiome Project 2012.[12]より引用改変）。

凡例：
- 炭水化物代謝
- 補因子およびビタミン合成
- オリゴ糖とポリオールの輸送システム
- プリン代謝
- ATP合成
- リン酸とアミノ酸の輸送システム
- アミノアシルtRNA
- ピリミジン代謝
- リボソーム
- 芳香族アミノ酸代謝

参考文献

1. Löe H, Theilade E, Jensen SB. Experimental gingivitis in man. J Periodontol 1965 ;36:177-87.

2. Kinder Haake S, Meyer DH, Fives-Taylor PM, Schenkein H. 12. Periodontal Disease. In: Lamont RJ, Burne RA, Lantz MS, Leblanc DJ (eds). Oral Microbiology and Immunology. Washington, DC: ASM press, 2006:253-294.

3. Page RC, Kornman KS. The pathogenesis of human periodontitis: an introduction. Periodontol 2000 1997;14:9-11.

4. Teles RP, Haffajee AD, Socransky SS. Microbiological goals of periodontal therapy. Periodontol 2000 2006;42:180-218.

5. Abusleme L, Dupuy AK, Dutzan N, Silva N, Burleson JA, Strausbaugh LD, Gamonal J, Diaz PI. The subgingival microbiome in health and periodontitis and its relationship with community biomass and inflammation. ISME J 2013;7(5):1016-1025.

6. Hagenfeld D, Koch R, Jünemann S, Prior K, Harks I, Eickholz P, Hoffmann T, Kim TS, Kocher T, Meyle J, Kaner D, Schlagenhauf U, Ehmke B, Harmsen D. Do we treat our patients or rather periodontal microbes with adjunctive antibiotics in periodontal therapy? A 16S rDNA microbial community analysis. PLoS One 2018;13(4):e0195534.

7. Lamont RJ, Koo H, Hajishengallis G. The oral microbiota: dynamic communities and host interactions. Nat Rev Microbiol 2018;16(12):745-759.

8. Tsukasaki M, Komatsu N, Nagashima K, Nitta T, Pluemsakunthai W, Shukunami C, Iwakura Y, Nakashima T, Okamoto K, Takayanagi H. Host defense against oral microbiota by bone-damaging T cells. Nat Commun 2018;9(1):701.

9. Dutzan N, Kajikawa T, Abusleme L, Greenwell-Wild T, Zuazo CE, Ikeuchi T, Brenchley L, Abe T, Hurabielle C, Martin D, Morell RJ, Freeman AF, Lazarevic V, Trinchieri G, Diaz PI, Holland SM, Belkaid Y, Hajishengallis G, Moutsopoulos NM. A dysbiotic microbiome triggers TH17 cells to mediate oral mucosal immunopathology in mice and humans. Sci Transl Med 2018;10(463).

10. Kato T, Kawai S, Nakano K, Inaba H, Kuboniwa M, Nakagawa I, Tsuda K, Omori H, Ooshima T, Yoshimori T, Amano A. Virulence of Porphyromonas gingivalis is altered by substitution of fimbria gene with different genotype. Cell Microbiol 2007;9(3):753-765.

11. Haubek D, Ennibi OK, Poulsen K, Vaeth M, Poulsen S, Kilian M. Risk of aggressive periodontitis in adolescent carriers of the JP2 clone of Aggregatibacter (Actinobacillus) actinomycetemcomitans in Morocco: a prospective longitudinal cohort study. Lancet 2008;371(9608):237-242.

12. The Human Microbiome Project Consortium. Structure, function and diversity of the healthy human microbiome. Nature 2012;486(7402):207-214.

Chapter 2

宿主応答から見た歯周炎病因論

多部田 康一

新潟大学大学院医歯学総合研究科 歯周診断・再建学分野 教授

1. 歯周炎の発症・進行に影響するリスク因子

　歯周炎の病因論の基本は、細菌感染に対して宿主応答が起こり、歯周組織破壊が起こるというものである（**図1**）。発症・進行に影響するリスク因子として、細菌因子、宿主因子、環境因子があげられている。

　細菌因子に関しては、「質」すなわち歯周病減細菌と「量」すなわちプラークの量があげられるが、プラークの量が多くても進行しない人、少なくても進行してしまう人がいるように、宿主応答の違い（個人差、体質）も重要な役割を果たしていると考えられている。

　宿主応答に影響を与えるものとして、先天的な因子として遺伝学的なもの（SNPなど）や、後天的な因子として喫煙や糖尿病、服薬などがあるとされている。

　なお、形態学的・解剖学的な要素も宿主因子に含まれ、臨床では重要な側面を持つが、現在のところ客観的な評価にまでは至っていない。メカニカルストレスに関しては、力により骨吸収反応が生じることは実験的には明らかになっている。

2. 宿主応答のメカニズム

　図2は、歯肉炎、歯周炎における宿主応答と担当細胞を示したものである。

　宿主応答は、まず細菌バイオフィルムに対して上皮バリアが崩壊して初期の炎症を起こし、自然免疫と呼ばれる非特異的応答として好中球や単球、マクロファージが出現する。歯肉炎ではT細胞を主体とする病変であるが、結合組織が破壊されて歯周炎が成立したときにはB細胞が増加していることが知られている。そして破骨細胞や骨芽細胞との相互作用の結果、骨吸収が進行するが、以前はどのように炎症応答が破骨細胞を活性化するのか詳細なメカニズムまでは明らかになっていなかった。しかし近年、Th17というヘルパーT細胞と破骨細胞との関連についての報告がなされ、

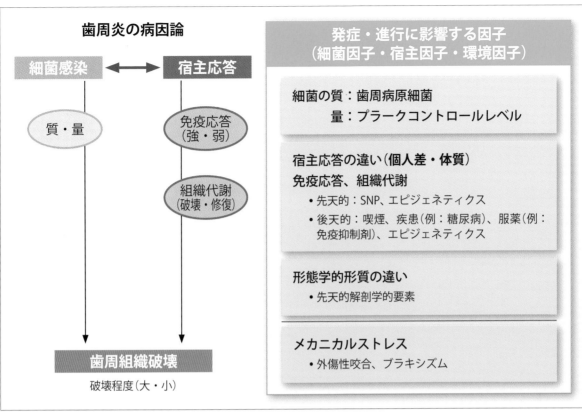

図1 細菌感染への宿主応答における歯周組織破壊。

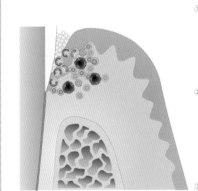

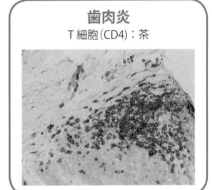

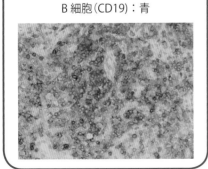

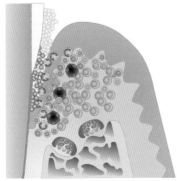

図2 歯肉炎、歯周炎における宿主応答と担当細胞。

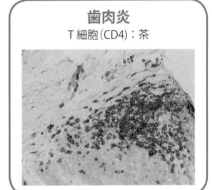

① 上皮バリアの崩壊
- 歯周病患者の歯肉組織では細胞間接着分子の発現が低下している（Nagarakanti et al., 2007）
- *P. gingivalis* が歯肉上皮細胞の細胞間接着分子の発現を低下させる（Abe et al., 2016 / Yamada et al., 2018）

② 好中球・単球・マクロファージ：自然免疫（非特異的応答）
- 加齢とともに減少する Del-1 分子が好中球の遊走を抑制する（Maekawa T et al., 2015）
- *A. actinomysetemcomitans* 由来のロイコトキシンが好中球を破壊し、ヒト歯肉上皮細胞および線維芽細胞の細胞死を誘導する（Hiyoshi T et al., 2019）

③ T 細胞：獲得免疫（特異的応答）

④ B 細胞・形質細胞
⑤ 破骨細胞・骨芽細胞
- LPS（Kikuchi T et al., 2001 / Yamamoto M et al., 2002）、ペプチドグリカン（Hotokezaka H et al., 2007 / Kishimoto T et al., 2012）、ジンジパイン（Yasuhara R et al., 2009 / Akiyama T., 2014）などの細胞因子やメカニカルストレス（Nakashima T et al., 2011）によっても破骨細胞形成が促進される。

IL-17 が骨芽細胞や線維芽細胞に作用し、RANKL と呼ばれる分子を発現させて骨芽細胞を活性化するという、炎症応答による骨吸収のメカニズム（骨免疫）が明らかになった（**図3**）。

　なお、近年は免疫細胞を調節する Regulatory T cell (Tregs) や NKT cells といった T 細胞のサブセットと呼ばれる集団の存在が明らかになり、歯周病との関連も報告されているが、「歯肉炎からどのように歯周炎に移行するか」との関連までは解明されていない（**図4**）。

3. *P. gingivalis* ははたして真の悪役なのか？

　Socransky らによる Red complex 説においても主要な歯周病原細菌とされる *P. gingivalis* や *T. denticola*、*T. forsythensis* は、深いポケットから確かに検出されるものである。しかし、他の細菌よりは高いものの、それほど病態と相関するものでもないことから、引き続き検証する必要がある。

　たとえば Hajishengallis らは、無菌マウスと常在細菌のいるマウス（SPF マウス）に対して *P. gingivalis* を感染させたところ、無菌マウスでは歯槽骨吸収は起こらず、SPF マウスでは歯槽骨吸収が生じたことを報告している（**図5**）。この報告では、*P. gingivalis* はプラーク細菌叢における存在比率は 0.01％以下であるものの、Keystone

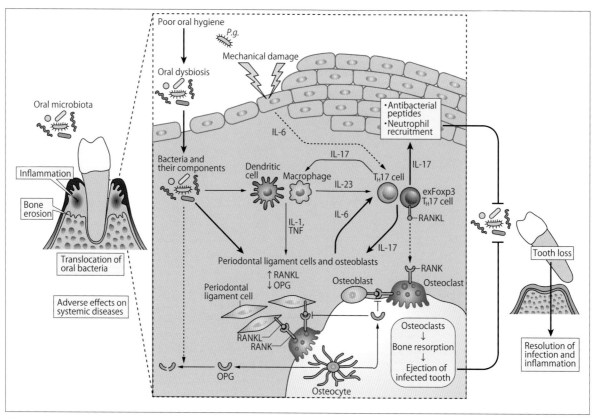

図3　骨免疫（Osteoimmunology）。破骨細胞を活性化させる免疫システムは、炎症と骨吸収を理解する重要な1つの分野になった（Tsukasaki M et al., 2019. より引用改変）。

細菌として常在細菌叢を錯乱させて病的な構成とし（ディスバイオーシス）、間接的に宿主に炎症を惹起するとしている。

　つまり、*P. gingivalis* は病因において役割を担っていると考えられるが、それ自体の病原性がどの程度病態成立に重要かというと、それはまだ解明されていないのが現状である。

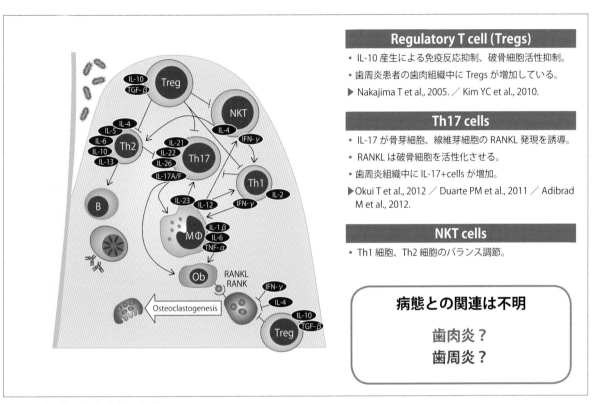

図4　歯周組織の免疫調節機構。

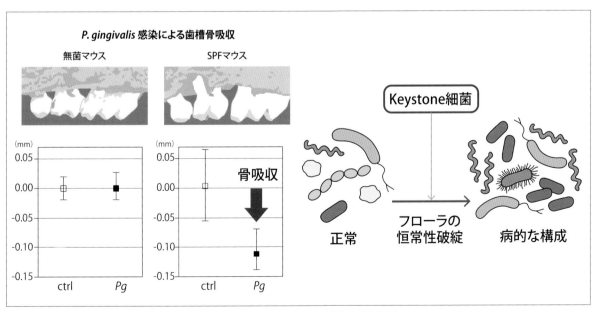

図5　Keystone 細菌の可能性がある（Hajishengallis et al., 2012. より引用改変）。

4. 歯周炎の病因論と新分類 (2017)

　新分類(2017)では侵襲性歯周炎がなくなり、また *A. actinomycetemconitans* に関する記述がなくなったことにも現れるように、バイオフィルムの質よりも量を重視するようになった。これは、新分類は宿主応答を重視して記されたものであり、とくにグレードに関しては、個人差や体質、つまり先天的・後天的因子をあわせて個人の現在から将来のリスクの程度を推定・評価しようとするものとも解することができる(**図6**)。実際、Primary criteria では宿主応答について分類し、また Grade Modifier として宿主応答に影響する喫煙や導尿病を上げていることからも理解できよう。

　今回の新分類におけるグレードにより、大まかに宿主応答を評価できるようになったのではないかと筆者は考えている。しかし、グレードの判定においてはより客観的な指標が必要であり、将来の課題として『個人差・体質の診断・発展』、さらに新分類では採用が見送られた『歯周炎の全身への影響度を評価する指標のエビデンス構築』が求められる(**図7**)。

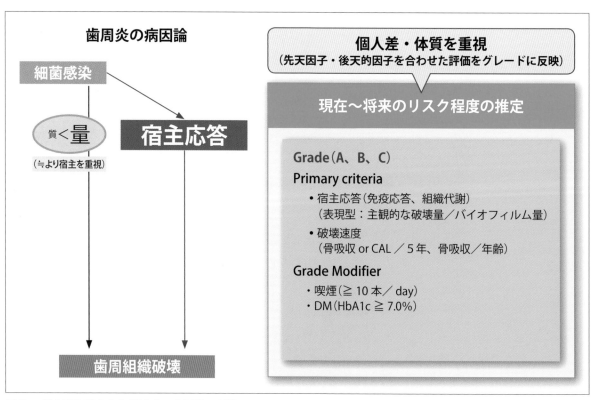

図6　新分類を踏まえた歯周炎の病因論の考察。

個人差・体質の診断に発展の余地あり

➡ SNP だけでなく、DNA メチル化、ヒストン修飾と疾患の関連がほぼ未開拓

➡ 骨の厚さ、硬さ、代謝など

➡ 歯・歯列の解剖学的特徴、力学的解析……AI ？

歯周炎の全身への影響度を評価する指標のエビデンス構築

➡ バイオマーカー検査（CRP、その他）
- 評価対象：局所・全身
- サンプル：唾液・GCF・血清

図7 将来課題。　グレードの判定においてはより客観的指標が必要。

参考文献

1. Hajishengallis G, Liang S, Payne MA, Hashim A, Jotwani R, Eskan MA, McIntosh ML, Alsam A, Kirkwood KL, Lambris JD, Darveau RP, Curtis MA. Low-abundance biofilm species orchestrates inflammatory periodontal disease through the commensal microbiota and complement. Cell Host Microbe 2011;10(5):497-506.

2. Hajishengallis G. Periodontitis: from microbial immune subversion to systemic inflammation. Nat Rev Immunol 2015;15(1):30-44.

3. Tsukasaki M, Takayanagi H. Osteoimmunology: evolving concepts in bone-immune interactions in health and disease. Nat Rev Immunol 2019 Oct;19(10):626-642.

Chapter 3

新分類 (2017) における グレードA-B-Cと推奨される 治療法の関係は？

冨岡 栄二
冨岡歯科医院（東京都）院長

1. グレード評価の目的

　Tonetti ら（2018）は、歯周病患者をグレード評価することの目的（Goals of Grading）を、
　　①将来的なリスクを見積もる（Estimate Future Risk）
　　②歯周病と全身との関わりを見積もる（Estimate Potential Health Impact of Periodontitis）
としている（**図1**）。
　①については、歯周治療やモニタリングの密度を検討する際のガイドとなること、歯周病が進行する将来的リスクを見積もること、②については、歯周病患者の全身的状態のモニタリングや医科との連携に関するガイドとなること、歯周病と全身的健康の双方向のかかわりを評価すること、がその目的となる。

Estimate Future Risk
- to guide intensity of therapy and monitoring
- Future risk
  ➡ periodontitis progression
  ➡ Responsiveness to standard therapeutic principles

Estimate Potential Health Impact of Periodontitis
- to guide systemic monitoring and co-therapy with medical colleagues
- Health impact
  ➡ Periodontitis ⇄ Systemic disease

図1　Goals of grading（Tonetti et al., 2018. から引用改変）

2．日常臨床におけるグレードの基本的概念

　Tonetti ら（2018）は臨床例を示し、グレードの評価手順、グレード A-B-C が「治療」、「サポーティブペリオドンタルセラピー（Supportive Periodontal Therapy：SPT）」、「医科との連携」とどのように関わるかを以下のように解説している（**図 2**）。

　患者は 60 歳男性で、歯周病の進行速度を直接判定できる過去の資料は手元にない。もっとも進行した歯は 15％の支持骨を喪失しており、年齢に対する骨喪失率（bone loss/age）は 15/60=0.25 で、間接的進行速度はグレード B に相当する。患者は 1 日 15 本の喫煙をしている。これによりグレードは B から C に移行し、最終的にこの患者のグレードは C と判定される。

　実際の臨床においては、主基準によるグレード判定では仮判定を B とし、これを A もしくは C とする因子があるかどうか検討するとグレードを捉えやすい。主基準によるグレード判定の後、修飾因子の判定に基づき最終的グレード判定を行う（より高次の判定項目がグレードを決定するので、主基準であれ修飾因子の判定であれ、たとえばグレード C に該当する項目が 1 つでもあれば最終的グレードは C となる）。

　各グレードに対応して、「治療」においては、グレード B は基本的に標準的な治療、グレード A では標準治療もしくは標準治療の最小限の修正、グレード C ではより密度の濃い治療を行うことになると考えられる。基準となる「SPT」の頻度は、グレード B における 3 か月に一度であるが、グレード A ではより長い間隔、グレード C ではより短い間隔での SPT が検討される。「医科との連携」については、喫煙、糖尿病、高感度 C 反応性蛋白（High sensitivity CRP；hcCRP）> 3mg/L といった考慮すべき因子があれば、医科との連携をより密に行う。

Periodontitis Grade			Grade A Slow rate of progression	Grade B Moderate rate of progression	Grade C Rapid rate of progression
Progression Rate	Rate of Progression	Bone loss/age	<0.25	0.25-1.0	>1.0
Systemic Disease	Systemic Risk Factor	Smoking Diabetes	Non Smoker	Smoker<10 cigarettes/day	Smoker ≧ 10 cigarettes/day
			Normoglycemic/no diagnosis of diabetes	HbA1c<7.0% in patients with diabetes	HbA1c≥7.0% in patients with diabetes

The Grade indicates the factor influencing either periodontitis or its risk to systemic health. This directs the treatment. The letter (A, B or C) provides more information about the nature or intensity of the treatment required. Thus Grade A is minimal modification to therapy, B is standard therapy, and C is more intensive therapy.

Grade B generally indicates periodontal maintenance therapy every 3 months; with less frequency for Grade A patients and more for Grade C patients. Systemic risk factors, such as smoking and diabetes, suggest an indication for co-therapy with the patient's physician, as does hsCRP levels of >3 mg/L.

Therapy
- Grade A：minimal modification to therapy
- **Grade B：standard therapy**
- Grade C：more intensive therapy

SPT
- Grade A：less than Grade B
- **Grade B：every 3 months**
- Grade C：more than Grade B

co-therapy with physician
- Smoking / Diabetes / hsCRP > 3mg/L

図 2　Tonetti らが示した臨床例「60 歳男性、歯周病がもっとも進行した歯は 15％の骨喪失、15 本 / 日 喫煙」（Tonetti et al., 2018）。

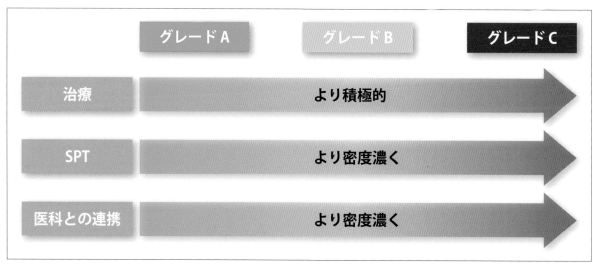

図3 グレード A-B-C と治療／ SPT ／医科との連携。

　今回のコンセンサス会議にて示されたグレードの模式図をもとに、グレード A-B-C と治療、SPT、医科との連携について基本的概念を示した（**図3**）。実際の臨床ではさまざまな状況に応じて各場面での判断が必要となるが、基本的な捉えかたとしては、右側（グレードC側）に行くにつれて、治療においてはより積極的なアプローチ、SPT ならびに医科との連携においては密度を濃くすることを検討する。

3. 歯周治療の流れにおけるグレードの関わりかた

　実際の歯周治療の各場面で、前述のグレードの概念がどのように関わるかを整理した（**図4**）。そのポイントは以下である。

- 治療内容の骨格はステージⅠ〜Ⅳに基づき決定される。基本的にステージⅠ・ⅡとステージⅢ・Ⅳでは異なる治療が検討されることとなる（**図4**中の縦の青点線により示す）。ステージⅠ・Ⅱでは大半のケースにおいて標準治療で対応可能である。ステージⅢ・Ⅳでは、必ずしも必要とは限らないが、標準治療を行った上で追加の治療を検討することになるケースがステージⅠ・Ⅱに比べより多くなると見込まれる。
- グレードは治療の積極性、密度を修飾するものである。
- グレードは各場面での患者の実態に応じて再評価される（たとえば、糖尿病が改善されればグレードCからBとなりうるし、標準治療に対する反応が不良の場合はグレードCが適応される）。

　実際の歯周治療では、グレードを決定づける複数の因子が治療法の選択において必ずしも同じ方向性を示すとは限らず、場面ごとに状況に応じた判断が必要となる（た

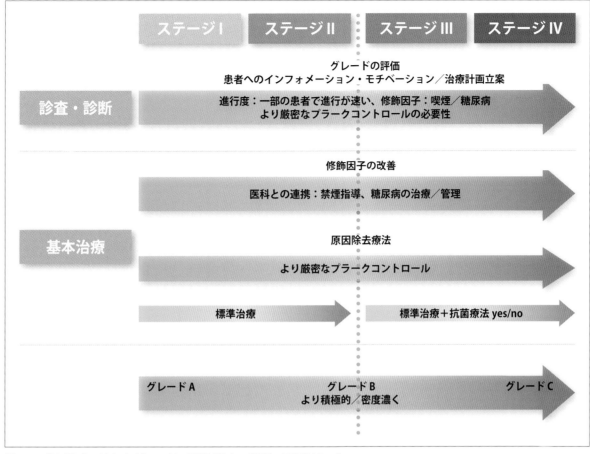

図 4a 歯周治療の流れとグレードの関係（診査・診断～再評価まで）。

とえばグレード C の糖尿病患者ではより理想的なプラークコントロールを目指すべきであるが、追加の処置としての再生療法は慎重に検討する必要がある）。しかし、ここでは状況ごとの細かな区分けを列挙し全体像が見えにくくなることを避け、骨格となる原理・原則を捉えることを目的として整理している。

1）「診査・診断」とグレード

診査・診断においてより高次のグレード判定がされた場合、モチベーションの一環として、将来的リスクが高いことを患者に伝え、より厳密なプラークコントロールを目指す。

2）「基本治療」とグレード

修飾因子が C の状況であれば、患者がどのステージであっても、その改善のために、禁煙支援や糖尿病の管理など医科との連携を密に行う。

原因除去療法においては、グレードが高いほどより厳密なプラークコントロールを目指す。

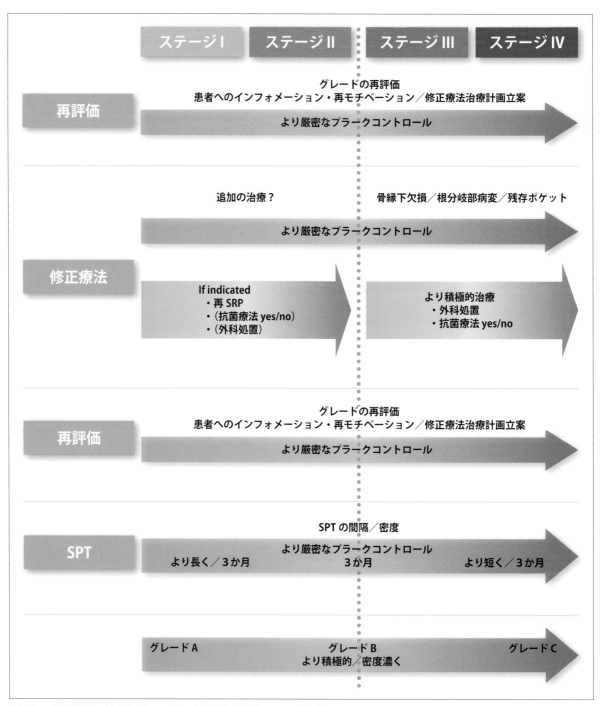

図 4b 歯周治療の流れとグレードの関係(修正療法〜 SPT まで)。

3)「再評価」とグレード

基本治療後の再評価において、修飾因子(喫煙、糖尿病)の評価、基本治療に対する反応性の評価を行う。修飾因子の状況が変わればグレードは見直され、基本治療に対する歯周組織の反応が不良の場合はグレード C と位置づけられる(**14 ページ参照**)。

この段階でのグレード評価を患者に情報提供し、特に高次のグレードの場合は、患者への再動機づけやより厳密なプラークコントロールを目指す。

4)「修正療法」とグレード

必要があれば外科処置、抗菌療法など追加の処置を検討する。ステージⅠ・Ⅱでは、多くの場合、基本治療における標準治療によって良好な結果が得られ、追加の処置を要する症例は限定的である。ステージⅢ・Ⅳでは、特にグレードが高い場合、積極的な追加の治療を考慮するケースがより多くなると考えられる。より高次のグレードでより厳密なプラークコントロールを目指すのは、各ステージ共通である。

5)「再評価」とグレード

修正療法後の再評価にて、再度グレードの見直しを行う。治療後の状況、将来的リスクなど患者へ情報提供し、再モチベーションを図る。

6)「SPT」とグレード

SPTの間隔は症例ごとに決定されるが、グレードBにおける3か月ごとのSPTを基準として、グレードAではその間隔を長くしてよいかもしれないし、グレードCではより短い間隔でのSPTが望ましいかもしれない。

参考文献

1. Tonetti MS, Greenwell H, Kornman KS. Staging and grading of periodontitis: Framework and proposal of a new classification and case definition. J Clin Periodontol 2018;45 Suppl 20:S149-S161.

Chapter 4

新分類(2017)における
ステージとグレードを反映した検査

三辺 正人

神奈川歯科大学大学院歯学研究科 口腔統合医療学講座 歯周病学分野 教授

1. 新分類(2017)の意図するもの

表1に新しく提唱された歯周炎のステージ・グレード分類を示した[1]。従来の歯周病診断分類(1999 AAP、2007 JSP 分類)は、重症度(＋病変の広がり)分類と症候群分類(慢性、侵襲性)から構成されているが(図1、図2)、新分類は個々の症例に対応した検査診断に基づいた治療の選択が可能な分類(Periodontitis case definition system)となっている[1~3]。

表1 歯周病新分類(2017)のステージ、グレード分類(Tonetti et al., 2018. より引用改変)

		疾患の重症度と包括的管理			
		ステージ I	ステージ II	ステージ III	ステージIV
		初期歯周炎	中度歯周炎	歯の喪失リスクを伴う重度歯周炎	歯列の喪失リスクを伴う進行性歯周炎 機能障害、残存歯 20 歯未満
・疾患の進行度 ・治療反応性 ・全身の健康への影響	グレード A 緩慢な進行	§1 ①喪失(−)/ 5年	②＜ 0.25	③バイオフィルム＞破壊レベル	
		§2 ①非喫煙	②正常血糖、非糖尿病		
		§3 ①＜ 1mg / L	②？		
	グレード B 中等度の進行	§1 ①＜ 2mm / 5年	② 0.25 ～ 1.0	③バイオフィルム ＝ 破壊レベル	
		§2 ①＜ 10 本 / 日	② HbA1c ＜ 7.0%、糖尿病		
		§3 ① 1 ～ 3mg / L	②？		
	グレード C 迅速な進行	§1 ① ≧ 2mm / 5年	②＞ 1.0	③ バイオフィルム＜破壊レベル	
		§2 ① ≧ 10 本 / 日	② HbA1c ≧ 7%、糖尿病		
		§3 ①＞ 3 mg / L	②？		

§1 おもな診断基準 ①骨吸収、アタッチメントロス ②骨吸収年令比 ③宿主感受性、環境要因(Case phenotype)
§2 リスク因子 ①喫煙 ②糖尿病
§3 バイオマーカー ①全身炎症マーカー(h-CRP)②歯周病リスクマーカー(唾液、GCF、血清)

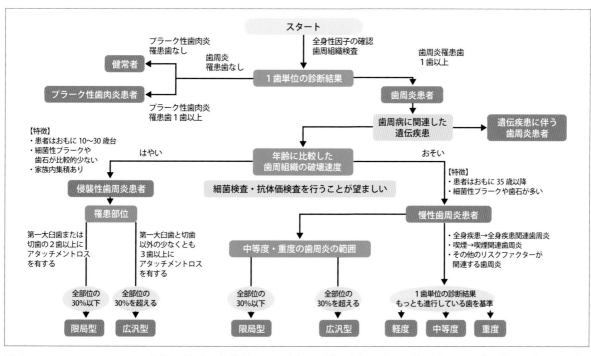

図1 1999 AAP、2007JSP分類に基づいた診断フロー(奥田一博, 多部田康一. 第4章 歯周病の検査・診断と治療. 1 歯周病の分類と診断. in: 沼部幸博, 梅田誠, 齋藤淳, 山本松男(編集主幹). ザ・ペリオドントロジー第3版. 京都: 永末書店, 2019:84-89. より引用改変)。

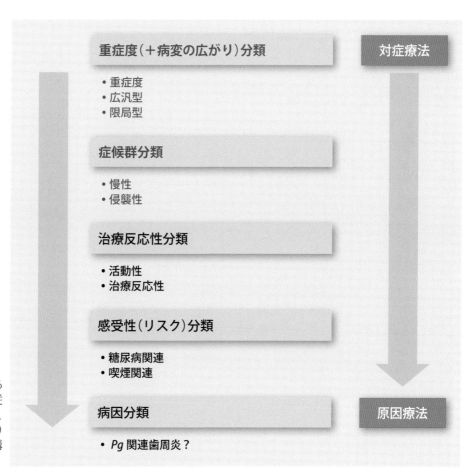

図2 多因子性疾患である歯周病の診断分類。従来の歯周病診断分類は、主病変(+病変の広がり)分類と症候群分類から構成されている。

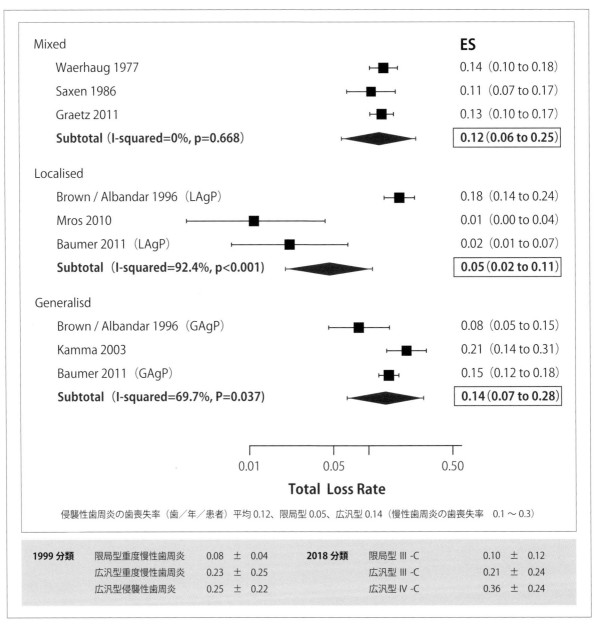

図3 長期予後評価による歯喪失率の比較(Nibali et al., 2013. および Graetz et al., 2019. より引用改変)。「1999 分類と 2018 分類での患者データ(251 人、6138 歯、APT+SPT、21.8 ± 6.2 年)の歯喪失率(歯／年／患者)」を比較したところ、2018 分類は患者性状、疾患重症度、広がり、進行、歯の喪失をよく反映している。

(Periodontitis case definition system) ステージ(Stage; Presentation)は、歯周炎の重症度、複雑性、分布(病変の広がり、局在)を示し、グレード(Grade; Aggressiveness)は、歯周炎の進行率の評価とさらなる進行リスクの予測(広義の疾患活動性と疾患感受性の評価)を示している。実際に、慢性・侵襲性歯周炎は特に罹病期間が長く、広汎型のものでは臨床的鑑別診断がつきにくい場合が多く、歯周治療後の予後(歯周治療後の長期予後評価における歯の喪失率(歯／年／患者))に差異が認められていないことから、侵襲性歯周炎におけるステージ・グレード分類の妥当性についても検討された経緯がある[4〜6]。一方、新分類では、歯周治療後の予後をよく反映していることが示されている[7](**図3**)。

現在、歯周炎は、非感染性疾患(NCD)のリスクファクターの1つとして認識されるようになったが、新分類も NCD の共通のリスク因子に対する対応(Common risk factor approach)として歯周炎を全身の健康に影響を及ぼす疾患として捉え、疾病負

荷（Global burden）の概念に基づき検査・診断・治療することを意図している[8, 9]。すなわち、健康寿命延伸のための歯周治療は先制医療（；Precision medicine）として、また歯周検査は全身の健康度を押し図る歯周医学的検査、いわゆる「未病検査」として有用であり、新分類は「未病検査」としてのバイオマーカーの導入に必要なフレームワークを提供するものと考えられる[8, 9]。

2．新分類（2017）に対応した検査を考える

1）歯周炎の重症度検査（患者（個人）、歯、部位レベルの検査＋病変の広がり、局在の評価）

ステージ分類の特色としては、

①歯周炎の重症度だけでなく、咀嚼機能障害（歯の喪失度、歯の動揺度、咬合支持、顎堤の状態）の程度によって重度型（Ⅲ）と進行型（Ⅳ）に分類した点

②重症度や疾患の広がりなどの患者（個人）レベルの指標に、歯周ポケット深さや骨吸収欠損形態などの歯、部位レベルの指標を加えた点

である[11]。前者については、疾病負荷の観点から、歯周炎は全身性炎症とともに咀嚼不全による患者QOLの低下、食栄養バランスの双方に影響を及ぼすことが考慮されており、歯周リハビリテーションによる咀嚼機能回復のエンドポイントを全身の健康度に位置づけたものとなっている[8]（**次ページ参考症例**）。後者については、すでに臨床で応用されている歯周病患者の長期予後評価に基づいた歯周病予後診断システムにおいても、評価リスクスコアは歯周病重症度（患者（個人）レベル）に加えて歯・部位レベルの双方の指標が用いられている[12, 13]。

歯周炎は、重症化、広汎化するとともに、患者（個人）レベルの検査の寄与率が高くなることが報告されているが、実際に、歯周治療後の歯の喪失率を評価した長期臨床研究に関するシステマティックレビューにおいては、患者（個人）レベルの要因に比較して、歯・部位レベルの要因のオッズ比が高い傾向にあることが示されており、臨床診断においては、各々の要因を総合的に評価する必要性が示されている[14, 15]（**図4**）。

さらに、根分岐部病変と垂直性骨欠損の複合病変の予後など、初診時から歯周治療ステージにおける歯・部位レベルの検査に応じた歯周治療の選択基準（ディシジョンツリー）についても、新分類に即した見直しが必要である[16, 17]。

図4 患者（個人）レベルの要因に比較して、歯・部位レベルの要因のオッズ比が高い傾向にあり、臨床診断においては各々の要因を総合的に評価する必要性がある（Helal et al., 2019. より引用改変）。

患者（個人）レベルの要因	＜	歯レベルの要因	
年令	(OR 1.05 N=8)	骨レベル	(OR 1.04 N=3)
コンプライアンス	(OR 1.51 N=11)	深いPPD	(OR 3.19 N=6)
糖尿病	(OR 1.80 N=7)	動揺	(OR 3.71 N=4)
IL-1	(OR 1.80 N=3)	臼歯	(OR 4.22 N=4)
喫煙	(OR 1.98 N=15)	根分岐部	(OR 2.68 N=5)

203研究、15422人、観察平均期間12年
歯の平均喪失率：0.12 (0.01-0.36) 歯／年／患者

【患者情報】 64 歳男性
　　　　　　 ステージⅣ -G、グレード C（重度広汎型慢性歯周炎）
　　　　　　 過去喫煙歴あり（パックイヤー 60）

【主訴】　　 義歯が合わなく、噛めない

● 初診時（2005 年 4 月）の口腔内所見

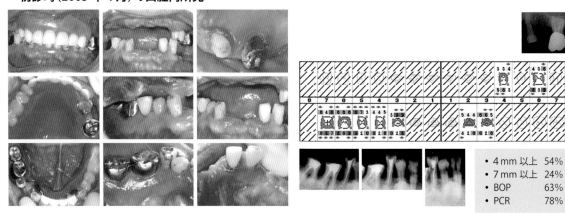

- 4 mm 以上　54%
- 7 mm 以上　24%
- BOP　　　　63%
- PCR　　　　78%

● SPT 5 年時（2012 年 7 月）の口腔内所見

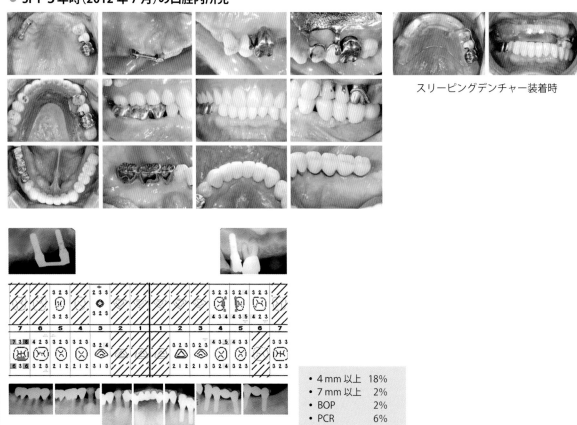

スリーピングデンチャー装着時

- 4 mm 以上　18%
- 7 mm 以上　 2%
- BOP　　　　 2%
- PCR　　　　 6%

● 歯科および内科検査所見の経過

	初診時（64歳）	SPT 5 年時（70歳）	SPT 10 年時（75歳）
歯科検査所見			
咀嚼能主観評価	6 点	18 点	18 点
（客観評価値）		（241mg/dL）	228 mg/dL
自己効力感評価	46 点	61 点	60 点
口腔 QOL 評価	55 点	36 点	39 点
内科検査所見			
BMI	23	22	22
血圧	150/90	130/76	130/80
脂質（中性脂肪）	409mg/dL	101mg/dL	467mg/dL
血糖（HbA1c）	7.60%	6.30%	6.90%
肝機能（γ-GTP）	283mg/dL	118mg/dL	239mg/dL
服薬状況			
降圧薬	アムロジン ニューロタン	アバプロ	アバプロ
血糖改善薬	ジャヌビア		
脂質異常改善薬	リピトール		
抗血小板薬	プラビックス バイアスピリン	プラビックス バイアスピリン	プラビックス バイアスピリン

　ステージ分類にグレード分類を付加することは、疾患の活動性や感受性を評価して歯周治療に対する反応性（抵抗性）を予測させるもので、多因子性疾患である歯周病リスク管理を行う上で、より原因療法に近づいた診断分類となっている（**図5**）。歯周病はバイオフイルム感染症であり、局所（歯周組織）での疾患活動性が後天的（環境的）および先天的（遺伝的）リスク因子による修飾を受けて疾患が発症と進行するという従来の病因論（**図6**）は支持されているが、最近では歯周病の発症進行の要因として感受性宿主の関与が重要視されており、正常細菌叢（シンバイオーシス）と歯周組織の恒常性の破綻が慢性炎症を惹起、免疫反応を複雑化させ、組織障害と病的細菌叢（ディスバイオーシス）の持続化に伴う難治化（負の連鎖）が生ずるとの病態仮説が提唱されている。

　すなわち、従来の「感染のコントロールによる炎症のコントロール」から「感染をコントロールするための炎症のコントロール」へと概念の変遷が図られ、慢性炎症をコントロールするための宿主修飾療法（Host Modulation Therapy）の重要性が認識されてきている[2, 10, 18〜20]（**図7**）。グレード分類も宿主感受性（疾患活動性と疾患感受性の相互作用）評価を重視した診断分類となっている[21]（**図8**）。

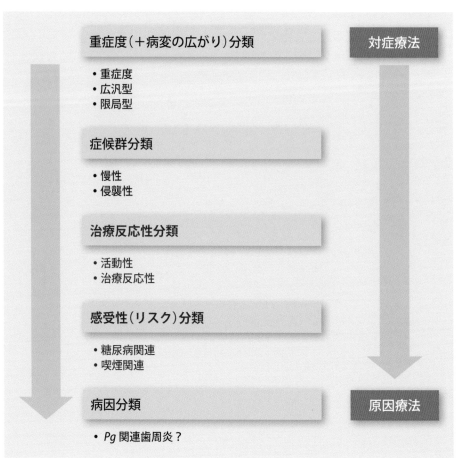

図5　多因子性疾患である歯周病の診断分類。ステージ分類にグレード分類を付加することにより、多因子疾患である歯周病リスク管理を行う上で、より原因療法に近づいた診断分類となっている。

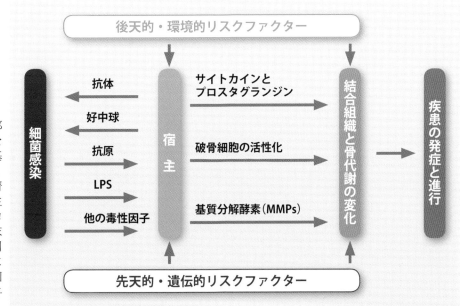

図6　歯周病の原因（沼部幸博．第1章　歯周病を正しく理解するための基礎知識．1 歯周病とは．in: 沼部幸博，梅田誠，齋藤淳，山本松男（編集主幹）．ザ・ペリオドントロジー第3版．京都：永末書店，2019:2-5. より引用改変）。局所での反応に加え，後天的・先天的因子が歯周病の進行に関与する。

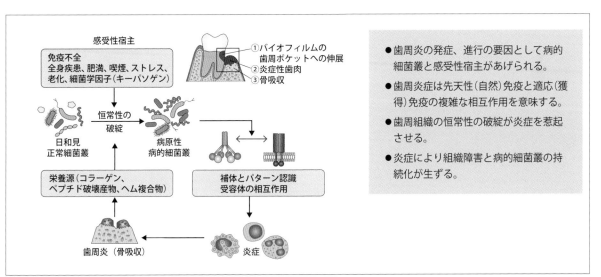

図7　細菌叢の共生バランスの乱れや細菌叢の相互作用による歯周炎の発症（Hajishengallis., 2014. より引用改変）。

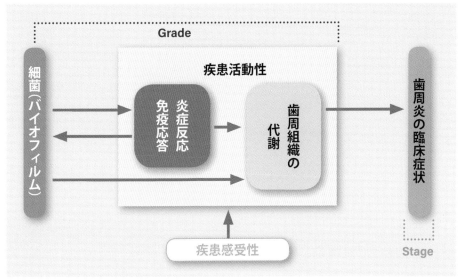

図8　歯周病の病因論（吉野宏，栗原英見．第2章 疾患活動性・疾患感受性からみたアセスメント．in: 吉江弘正，宮田隆（編著）．歯周病治療のストラテジー．東京：医歯薬出版，2002:13-24. より引用改変）。ステージ分類は歯周炎の臨床症状を，グレード分類は宿主感受性（疾患活動性と疾患感受性の相互作用）の評価を重視した診断分類となっている。

47

実際に高感受性宿主(患者)(**図9**)では、歯の喪失率(歯／年／患者)は、0.3 〜 0.4 歯以上、アタッチメント喪失率(mm ／年／患者)は 0.4 〜 0.6mm 以上と報告されており、正常感受性患者に比較して約2 〜 3 倍以上進行率が高い[22〜25](各々 0.1 〜 0.2 歯、〜 0.1mm)。しかしながら、初診時(未治療時)と歯周治療後(歯周基本治療後、あるいは SPT 開始時)の場合の進行リスクの評価は分けて考える必要があり、国内で新分類を導入する際においても、すでに臨床応用されている歯周病予後診断システムとの整合性についての検討が必要である[11〜13, 26, 27](☞ **18 ページ参照**)。

　血糖コントロール不良の糖尿病や喫煙は、歯周病の発症や進行の環境的感受性リスク因子である[2](**図6**)。2007 年 JSP 分類においても、喫煙関連歯周炎、糖尿病関連歯肉炎などの診断分類名が記載されている[11]。しかしながら、糖尿病性腎症、網膜症、神経障害などと異なり疾患に特異的な病態を呈さないことから、「糖尿病関連歯周炎」や「喫煙(ニコチン依存性)関連歯周炎」は医科歯科連携して歯周病と合併した糖尿病や喫煙患者の指導支援を効率的かつ円滑に行うための保険病名としての妥当な診断基準について検討がなされている[28, 29]。

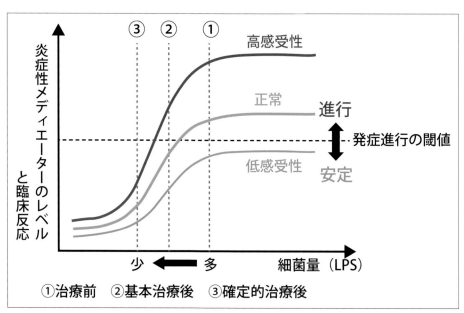

図9　細菌の攻撃に対する宿主応答の相違(Champagne et al., 2003. より引用改変)。低感受性患者(部位)では細菌量が多くても歯周炎の発症は生じない。正常感受性患者(部位)では「Critical Mass」の原則に基づいた反応が期待できる。一方、高感受性患者(部位)では発症・進行の抑制には徹底した細菌の量と質のコントロールが必要となる。
※高感受性：グレード C、低・正常感受性：グレード A・B

3. 今後の検討課題

　新分類を国内に導入する際の検討課題を**図 10** にあげた。特に、歯周専門医治療が推奨される高感受性(いわゆる「ハイリスク」)歯周炎の診断基準を明確化することは、1〜4の共通の課題と考えられる。疾病負荷の概念に基づいた全身の健康をエンドポイントとした歯周治療(全身の健康増進という観点からの先制医療)により健康寿命の延伸に寄与していくうえで、単に歯周病だけでなく、「ハイリスク」歯周炎の国民および医療従事者への認知を図っていくことが必要である。そのためには、「ハイリスク」歯周炎に国民がどの程度罹患しており、どの程度の患者に対して、歯周専門医治療が必要かを明らかにしていく必要がある。また、高感受性歯周炎患者に対してかかりつけ歯科医と歯周病専門医の診療ネットワークを構築し、集約的歯周(強化)療法(Intensive periodontal therapy：標準的治療に奏功しない、あるいは抵抗性を示す患者や部位に対する治療)を実施するためのシステムづくりを行っていく必要がある。

　集約的歯周療法には、歯周専門医治療の通念となっている再生治療やアドバンスな外科治療だけでなく、それらの予知性を向上させる意味においても、宿主修飾療法と

1. グレード分類における歯周病リスクマーカー(唾液、GCF、血清)の導入と妥当性の検討

2. 歯周基本治療後および SPT 開始時の再評価検査(治療反応性・予後リスク)との関連性(初診時診断と再評価時診断の整合性)

3. 診断分類 ➡ 検査 ➡ 治療 ➡ 管理の根拠となる国内のエビデンスの集積(特にデータベースの構築)
Action requires consideration of the specific national scenarios [8]

4. 高感受性(ハイリスク)歯周炎の診断基準の明確化(専門医治療の指針として)

図 10　新分類(2017)を国内に導入する際の検討課題。

しての抗菌療法や抗炎症療法、歯周リスク評価法に基づいた SPT 療法、糖尿病や喫煙などの効果的リスクコントロール、栄養学的アプローチなどを包括的に実施していくことが必要である。これらの実施に必要な検査は、いずれも現在提供されている新分類のフレームワークに種々の必要なバイオマーカーを付加した診断システムにより個別化（personalized）対応（治療方針の策定）が可能となるものと考えられる [30、31]。

　従来、年齢に対して歯周組織破壊が著明な広汎型重度慢性歯周炎や広汎型侵襲性歯周炎などの広汎型重度歯周炎は、新分類ではステージⅢ‐G、Ⅳ‐G およびグレード B、C に該当するが（**表1**）、現在までのエビデンスから推定される高感受性歯周炎と診断するための検査項目と診断基準値を**図 11** に示した。赤字部分が、今後検討すべき付加的検査内容である。

　国内に導入が予定されている新分類は、欧米の膨大なエビデンスの総括に基づいて考案されたものであり、国内における大学機関と開業医からなる多施設の歯周専門医診療データベースを構築し、その妥当性について国内のエビデンスを鑑みた検証と最適化を図っていくことが、国内における臨床歯周病学の進展のためにも肝要である。

破壊度の検査（ステージ）

　PD ≧ 6mm、CAL ≧ 5mm、骨吸収率 ≧ 33%

　広汎型（≧ 30%罹患歯）＋咀嚼機能低下（≦ 150mg/dL）

進行リスク、治療抵抗性の検査（グレード）

　骨吸収・年齢比 ≧ 1.0、PCR ≦ 30%

　【外科必要性の減少効果の評価】　　（PD ≧ 5mm ➡ PD ≦ 4mm%）≦ 70%

　【治療抵抗性歯周炎の評価】　　　　PD ≧ 6mm 部位の 2mm ≧の減少部位率≦ 70%
　　　　　　　　　　　　　　　　　　あるいは PD ≧ 5mm 部位減少率≦ 50%

感受性（歯周医学的）検査（グレード）

　喫煙≧ 10 本／日、糖尿病（HbA1c）≧ 7.0%（＋ RA（DAS 28）、Osteoporosis（BMD））

　【医科歯科連携（歯周医学的）検査】[31]

　　　感染：　　*Pg* 細菌検査（菌量、菌比率）、*Pg* 抗体価検査

　　　炎症：　　h-CRP ≧ 1mg/dL、PISA ≧ 1000mm^2

　　　機能：　　咀嚼機能検査≦ 150mg/dL

　　　破壊度：　ステージⅢ -G、Ⅳ -G

図 11　高感受性（ハイリスク）歯周炎の検査、診断基準。赤字は今後検討すべき付加的検査内容を示す。

参考文献

1. Tonetti MS, Greenwell H, Kornman KS. Staging and grading of periodontitis: Framework and proposal of a new classification and case definition. J Clin Periodontol 2018;45 Suppl 20:S149-S161.

2. 奥田一博，多部田康一．第4章 歯周病の検査・診断と治療. 1 歯周病の分類と診断. in: 沼部幸博，梅田誠，齋藤淳，山本松男（編集主幹）．ザ・ペリオドントロジー第3版. 京都：永末書店，2019:84-89.

3. Papapanou PN, Sanz M, Buduneli N, Dietrich T, Feres M, Fine DH, Flemmig TF, Garcia R, Giannobile WV, Graziani F, Greenwell H, Herrera D, Kao RT, Kebschull M, Kinane DF, Kirkwood KL, Kocher T, Kornman KS, Kumar PS, Loos BG, Machtei E, Meng H, Mombelli A, Needleman I, Offenbacher S, Seymour GJ, Teles R, Tonetti MS. Periodontitis: Consensus report of workgroup 2 of the 2017 World Workshop on the Classification of Periodontal and Peri-Implant Diseases and Conditions. J Clin Periodontol 2018;45 Suppl 20:S162-S170.

4. Ramachandra SS, Dopico J, Donos N, Nibali L. Disease Staging Index for Aggressive Periodontitis. Oral Health Prev Dent 2017;15(4):371-378.

5. Ramachandra SS, Gupta VV, Mehta DS, Gundavarapu KC, Luigi N. Differential Diagnosis between Chronic versus Aggressive Periodontitis and Staging of Aggressive Periodontitis: A Cross-sectional Study. Contemp Clin Dent 2017;8(4):594-603.

6. Nibali L, Farias BC, Vajgel A, Tu YK, Donos N. Tooth loss in aggressive periodontitis: a systematic review. J Dent Res 2013;92(10):868-875.

7. Graetz C, Mann L, Krois J, Sälzer S, Kahl M, Springer C, Schwendicke F. Comparison of periodontitis patients' classification in the 2018 versus 1999 classification. J Clin Periodontol 2019;46(9):908-917.

8. Tonetti MS, Jepsen S, Jin L, Otomo-Corgel J. Impact of the global burden of periodontal diseases on health, nutrition and wellbeing of mankind: A call for global action. J Clin Periodontol 2017;44(5):456-462.

9. GBD 2017 Disease and Injury Incidence and Prevalence Collaborators. Global, regional, and national incidence, prevalence, and years lived with disability for 354 diseases and injuries for 195 countries and territories, 1990-2017: a systematic analysis for the Global Burden of Disease Study 2017. Lancet 2018;392(10159):1789-1858.

10. Bartold PM, Van Dyke TE. Host modulation: controlling the inflammation to control the infection. Periodontol 2000 2017;75(1):317-329.

11. 特定非営利活動法人日本歯周病学会（編集）．歯周治療の指針 2015. 東京：医歯薬出版，2015:26-28.

12. Lang NP, Suvan JE, Tonetti MS. Risk factor assessment tools for the prevention of periodontitis progression a systematic review. J Clin Periodontol 2015;42 Suppl 16:S59-70.

13. Martin JA, Page RC, Loeb CF, Kaye EK. Reduction of tooth loss associated with periodontal treatment. Int J Periodontics Restorative Dent 2011;31(5):471-479.

14. 三辺正人，高野総美，原井一雄，稲垣幸司，長岐祐子，漆原譲治，児玉利朗，香月麻紀子，杉山貴志，佐藤トク子，河野寛二，中西利依，東克章，本田三奈，中澤正絵，清野浩昭，谷口威夫，堀内順子，山本裕子，金子至，伊藤美穂，牧野明，畔川澄枝，加藤万理，野口俊英．重度歯周炎患者の歯周治療の予後に影響を及ぼす患者レベルのリスク因子分析．日歯周誌 2013;55:170-182.

15. Helal O, Göstemeyer G, Krois J, Fawzy El Sayed K, Graetz C, Schwendicke F. Predictors for tooth loss in periodontitis patients: Systematic review and meta-analysis. J Clin Periodontol 2019;46(7):699-712.

16. Tonetti MS, Christiansen AL, Cortellini P. Vertical subclassification predicts survival of molars with class II furcation involvement during supportive periodontal care. J Clin Periodontol 2017;44(11):1140-1144.

17. 三辺正人，児玉利朗．第8章 GTR・骨移植法と新展開. in: 吉江弘正，宮田隆（編著）．歯周治療のストラテジー．東京：医歯薬出版，2002:281-294.

18. Hajishengallis G. Immunomicrobial pathogenesis of periodontitis: keystones, pathobionts, and host response. Trends Immunol 2014;35(1):3-11.

19. Hajishengallis G, Kajikawa T, Hajishengallis E, Maekawa T, Reis ES, Mastellos DC, Yancopoulou D, Hasturk H, Lambris JD. Complement-Dependent Mechanisms and Interventions in Periodontal Disease. Front Immunol 2019;10:406.

20. Bartold PM, Van Dyke TE. Host modulation: controlling the inflammation to control the infection. Periodontol 2000 2017;75(1):317-329.

21. 吉野宏，栗原英見．第2章 疾患活動性・疾患感受性からみたアセスメント. in: 吉江弘正，宮田隆（編著）．歯周病治療のストラテジー．東京：医歯薬出版，2002:13-24.

22. Champagne CM, Buchanan W, Reddy MS, Preisser JS, Beck JD, Offenbacher S. Potential for gingival crevice fluid measures as predictors of risk for periodontal diseases. Periodontol 2000 2003;31:167-180.

23. Ravidà A, Qazi M, Troiano G, Saleh MHA, Greenwell H, Kornman K, Wang HL. Using periodontal staging and grading system as a prognostic factor for future tooth loss: A long-term retrospective study. J Periodontol 2019 [Epub ahead of print].

24. Rosling B, Serino G, Hellström MK, Socransky SS, Lindhe J. Longitudinal periodontal tissue alterations during supportive therapy. Findings from subjects with normal and high susceptibility to periodontal disease. J Clin Periodontol 2001;28(3):241-249.

25. Needleman I, Garcia R, Gkranias N, Kirkwood KL, Kocher T, Iorio AD, Moreno F, Petrie A. Mean annual attachment, bone level, and tooth loss: A systematic review. J Clin Periodontol 2018;45 Suppl 20:S112-S129.

26. Matuliene G, Pjetursson BE, Salvi GE, Schmidlin K, Brägger U, Zwahlen M, Lang NP. Influence of residual pockets on progression of periodontitis and tooth loss: results after 11 years of maintenance. J Clin Periodontol 2008;35(8):685-695.

27. Matuliene G, Studer R, Lang NP, Schmidlin K, Pjetursson BE, Salvi GE, Brägger U, Zwahlen M. Significance of Periodontal Risk Assessment in the recurrence of periodontitis and tooth loss. J Clin Periodontol 2010;37(2):191-199.

28. Jepsen S, Caton JG, Albandar JM, Bissada NF, Bouchard P, Cortellini P, Demirel K, de Sanctis M, Ercoli C, Fan J, Geurs NC, Hughes FJ, Jin L, Kantarci A, Lalla E, Madianos PN, Matthews D, McGuire MK, Mills MP, Preshaw PM, Reynolds MA, Sculean A, Susin C, West NX, Yamazaki K. Periodontal manifestations of systemic diseases and developmental and acquired conditions: Consensus report of workgroup 3 of the 2017 World Workshop on the Classification of Periodontal and Peri-Implant Diseases and Conditions. J Clin Periodontol 2018;45 Suppl 20:S219-S229.

29. Albandar JM, Susin C, Hughes FJ. Manifestations of systemic diseases and conditions that affect the periodontal attachment apparatus: Case definitions and diagnostic considerations. J Periodontol 2018;89 Suppl 1:S183-S203.

30. Kornman KS, Giannobile WV, Duff GW. Quo vadis: what is the future of periodontics? How will we get there? Periodontol 2000 2017;75(1):353-371.

31. Kornman KS. Contemporary approaches for identifying individual risk for periodontitis. Periodontol 2000 2018;78(1):12-29.

32. 三辺正人，青山典生，玉置勝司．糖尿病・歯周病医科歯科連携における歯周医学に基づいた検査導入の意義．日本口腔検査誌 2018;10:3-9.

Chapter 5

新分類(2017)による 歯周治療のディシジョンメイキング

築山 鉄平

つきやま歯科医院 専門医療クリニック天神

1. 旧分類と新分類(2017)とPage and Kornmanの病因論

　従来の歯周疾患分類は『Development of a Classification System for Periodontal Diseases and Conditions(歯周疾患とその状態の分類システムの展開)』として Armitage が Ann Periodontol で 1999 年に報告した[1]。従来の旧歯周疾患分類も、今回の新分類のようにワールドワークショップを経て作成されている。

　この Armitage 1999 の診断基準によると、歯周炎の重症度はアタッチメンロスをもとに判定されていた。アタッチメントロスが 1 ～ 2 mm の場合は軽度歯周炎、3 ～ 4 mm の場合は中等度歯周炎、5 mm 以上は重度歯周炎といった具合である。また、全ポケット中 30％より多い部位にアタッチメントロスが認められると「広汎性」、30％以下だと「限局性」と分類された。以上を踏まえて、たとえば『広汎性 - 重度 - 慢性歯周炎』と診断が与えられている。この診断から見て取れるのは、歯周炎の範囲と性質、歯周炎の重症度であり、言い換えると『過去と現在』のみを反映しているに過ぎず、その複雑性、疾病活動性や将来への疾病リスクを示すものではない。

　興味深いのは、1999 年分類の 2 年前に Roy Page と Kenneth Kornman が歯周病病因モデルを提唱しており[2]、この病因論ダイアグラムではすでに疾病の活動性やリスクに関する意味合いが含まれていることである。奇しくもこの概念は 1999 年の分類には反映されなかった。

　今回の新分類[3, 4]では、重症度・複雑性・分布を示すステージ分類が従来の『過去と現在』を反映する分類として、疾病活動性を示すグレード分類が『未来』の進行リスクを示唆しており、Page and Kornman の病因論モデルと対応している(**図1**)。

　ステージ分類は臨床所見から判定されるため、おもに治療方針の目安になる。一方グレード分類は進行リスクや非感性性疾患(NCD)から判定されるため、歯を残すための治療の積極性、SPT・メインテナンスの密度、医科との連携の密度に影響をもたらすものとなる(**図2**)。

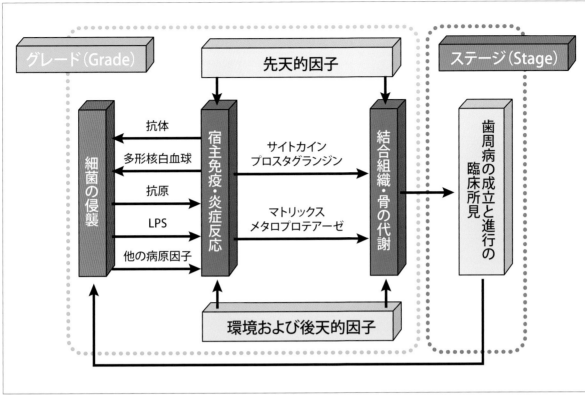

図1　Page and Kornman の病因論モデルと新分類(2017)の対応(Page RC, Kornman KS., 1997. より引用改変)。

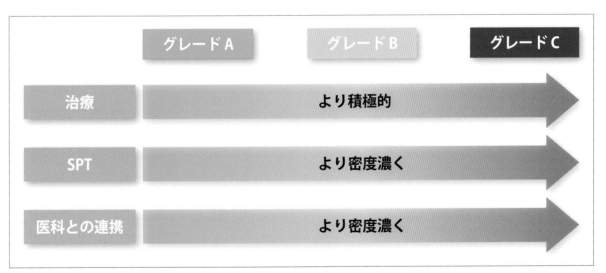

図2　グレードのA、B、Cという文字は、歯周病の性質や必要な治療の密度について、より詳細な情報を提供してくれる。グレードBは標準的治療で対応し、グレードAは現状に対する最小限の治療になる。グレードCはより積極的な治療を行う。

2. 新分類 (2017) に対応した治療方針の決定

1）ステージに対応する治療方針の解釈

　ステージは歯周疾患の「重症度と複雑性」を意味する（**図3**）。特に治療方針に影響を及ぼす複雑性は、ステージ毎に特徴が明確である。ステージ1、2は水平性のアタッチメントロス・歯槽骨吸収パターン、ステージ3は3mm以上の垂直性骨吸収、あるいは2度以上の根分岐部病変が加わる。ステージ4はステージ3に加えて、咬合崩壊、多数の欠損歯数（20本未満（10対合歯ペア））、二次性咬合性外傷、咀嚼機能障害、動揺度2度以上などの複雑性が加わり、治療の難易度が高いことを示唆している。

　上記、ステージに対応する治療計画を論じるために、前提知識として歯周治療を含む一般治療をPhase分類で**図4**に示した。

Stage		I （初期）	II （中等度）	III （重度）	IV （アドバンスト）
重症度	隣接部 最大CAL	1〜2mm	3〜4mm	≧5mm	≧5mm
	エックス線写真 での骨吸収	<15%	15〜33%	≧33%	≧33%
	歯の喪失	なし	なし	≦4歯	≧5歯
複雑性	最大PD	≦4mm	≦5mm	≧6mm	≧6mm
	骨吸収	おもに水平性	おもに水平性	垂直性、 ≧3mm	垂直性、 ≧3mm
	根分岐部／動揺／ 咬合／歯数ほか			根分岐部病変： II、III級 中等度の顎堤欠損	動揺度2以上 重度の顎堤欠損、 咬合崩壊、残存歯 20歯以下
分布範囲	ステージに付記		限局型（＜30%罹患歯）or 広汎型（≧30%罹患歯）or 臼歯／切歯型		

図3　新分類[4]におけるステージは歯周疾患の『重症度と複雑性』を表現している。

Phase I（基本治療）
診査診断、プラークコントロール、スケーリング・ルートプレーニング、習癖の修正、抜歯、咬合調整、暫間固定、抗菌療法、その他

Phase II（歯周外科治療）
組織付着療法、切除療法、歯周組織再生療法、根分岐部治療、インプラント関係の外科処置など

Phase III（口腔機能回復治療）
咬合治療、修復・補綴治療、矯正治療、インプラント補綴治療など

Phase IV（メインテナンス、サポーティブペリオドンタルセラピー）

図4　治療計画のPhase分類。

2）グレードに対応する治療方針の解釈

　グレードの意味するところは、将来の疾病リスクや、歯周炎が全身に影響を及ぼす潜在的なインパクトであり、グレードの程度に応じて歯を残存させることを目的とする治療の積極性や、メインテナンス・SPT の密度をより濃く実践し、医科との連携の密度をより濃く取る必要があることが示唆される（**図5**）。

　臨床上では**図6**のように捉えることができる。

図5　グレードは疾病の進行度を意味し、疾患の活動性や感受性を評価する指標になる。ステージ分類に付加することでより病因に基づいたアプローチを選択することができる。

Grade			A：slow（緩慢）	B：modetate（中等度）	C：rapid（急速）
主基準	直接	5年間 BL/CAL	なし	＜ 2mm	≧ 2mm
	間接	BL%/ 年齢	＜ 0.25	0.25 〜 1.0	＜ 1.0
		破壊程度 / Biofilm 量	低い	相当	過剰
修飾因子	危険因子	喫煙	なし	＜ 10 本 / 日	≧ 10 本 / 日
		糖尿病	正常	＜ 7.0% HbA1c	≧ 7.0% HbA1c

図6　グレードに対応する治療方針の解釈。

治療
　グレードA：治療に対する最小限の修正
　グレードB：標準的治療
　グレードC：歯を残存させることを目的とした積極的な治療の導入

メインテナンス・SPT
　グレードA：グレードBより頻度少なく
　グレードB：3か月毎
　グレードC：グレードBより頻度多く

医科との連携
　グレードA→Cにつれて、より密度濃く連携する

3）新分類に対応する治療計画

　ステージ・グレードに対応する治療計画を図式化すると、**図7**のようにまとめられる。

　ステージⅠ、Ⅱの大半の症例においては基本治療で対応可能であるが、再評価の結果によって、必要に応じて抗菌薬の応用や外科処置を検討する。

　ステージⅢの症例では、基本治療と再評価を経て、必要に応じて抗菌薬の応用、歯周再生治療を含む外科処置、根分岐部治療などの適応を検討する。

　ステージⅣは、ステージⅢの治療に加えてより高度な補綴治療や矯正治療を検討に加える必要がある。

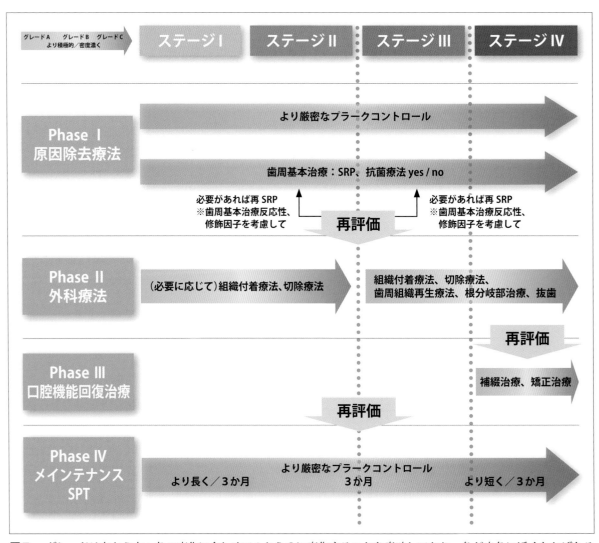

図7　グレードは左から右へ色の変化に合わせてAからCに変化することを意味しており、色が赤色に近くなればなるほど上記の標準的な治療に加えて、治療、SPT・メインテナンス、医科との連携の密度を上げていくことが重要になる。

参考症例 ステージ III グレード A の症例

● 治療開始前

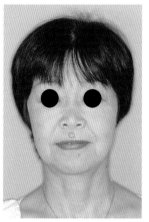

症例 1-1 治療開始前の口腔外写真。顕著な顔面非対称性は認めない。

【患者情報】

- 主訴·······················放置していた #36、#37 歯周炎の治療を進めたい
- 年齢（当時）··············62 歳
- 性別·······················女性
- 全身状態················身長 156cm、体重 44kg、BMI 18.1
- 社会家庭既往歴········（職業）主婦（家族構成）夫、息子、娘
- 喫煙歴·····················なし
- 全身既往歴・内服······なし
- 通院歴·····················1996 年から 2012 年 4 月（当時）まで 16 年間定期メインテナンス通院
- 歯周病治療歴············非外科歯周治療のみ
- 歯の喪失歴···············なし（8 除く）
- 外傷歴なし
- 顎関節症状··············なし

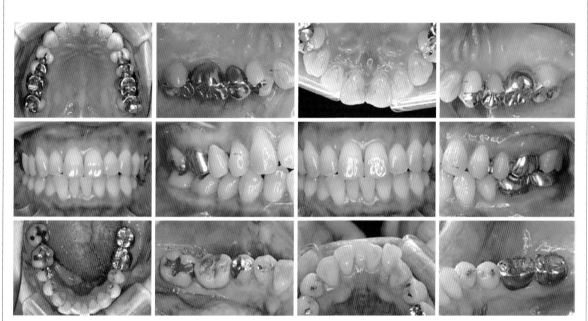

症例 1-2 治療開始前の口腔内規格写真。アングル 3 級傾向の咬合関係。歯列は U 字歯列弓である。

▶次ページに続く

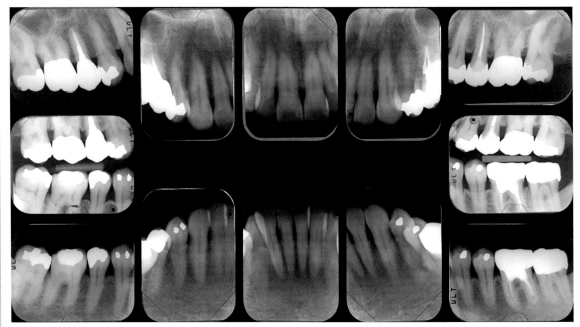

症例 1-3　治療開始前の口腔内規格エックス線写真。#36 根分岐部に透過性の亢進、#37 遠心部に垂直性の骨吸収像を認める。

根分岐部																												
進行度		0	0	0	0	0	1	1	1	1	1	1	2	2	1
プラーク															
動揺度															
ZS															
EPP・BOP		3 3 3	3 2 3	2 2 2	2 2 2	2 2 2	2 2 2	2 2 2	2 2 2	2 2 2	2 2 2	2 2 2	2 2 3	2 2 4	3 3 3
		3 2 2	② 2 ②	2 2 2	2 ② 2	3 2 2	2 2 2	2 2 3	2 2 2	2 2 2	2 2 2	2 2 2	2 2 2	2 2 2	2 2 2
歯式	8	7	6	5	4	3	2	1	1	2	3	4	5	6	7	8
EPP・BOP		2 2 2	2 2 2	2 ② 2	2 2 2	2 2 2	2 2 2	2 2 2	2 2 2	2 2 2	2 2 2	2 2 2	2 2 2	2 2 3	⑥ ⑨
		2 2 2	2 2 2	2 2 2	2 2 2	2 2 2	2 2 2	2 2 2	2 2 2	2 2 2	2 2 2	2 2 2	2 2 2	④ ③ 2	⑪
ZS															
動揺度													I	I
プラーク															
進行度		2	2	1	1	0	1	1	1	1	1	1	2	2
根分岐部		I											F II

$$\text{プラークスコア} = \frac{68}{(4 \times 28) = 112} \times 100 = 60.7\%$$
プラーク付着部位の全歯面に占める割合（%）

$$\text{プロービング} = \frac{5}{(6 \times 28) = 168} \times 100 = 2.9\%$$
4 mm 以上の部位の全歯面に占める割合（%）

$$\text{ブリーディング} = \frac{9}{(6 \times 28) = 168} \times 100 = 5.3\%$$
出血部位の全歯面に占める割合（%）

症例 1-4　治療開始前の歯周組織精密検査。#36 根分岐部病変2度（頬側）、#37 深い歯周ポケットを認める。プラークコントロールはいい状態とはいえないが、16 年間の定期メインテナンス通院で #36、#37 以外の歯周組織の健康状態は良好である。

● 診断

Stage		I（初期）	II（中等度）	III（重度）	IV（アドバンスト）
重症度	隣接部最大CAL	1 ～ 2mm	3 ～ 4mm	≧ 5mm	≧ 5mm
	エックス線写真での骨吸収	＜15%	15 ～ 33%	≧ 33%	≧ 33%
	歯の喪失	なし	なし	≦ 4歯	≧ 5歯
複雑性	最大PD	≦ 4mm	≦ 5mm	≧ 6mm	≧ 6mm
	骨吸収	おもに水平性	おもに水平性	垂直性、≧ 3mm	垂直性、≧ 3mm
	根分岐部／動揺／咬合／歯数ほか			根分岐部病変：II、III級中等度の顎堤欠損	動揺度2以上重度の顎堤欠損、咬合崩壊、残存歯20歯以下
分布範囲	ステージに付記	限局型（＜30%罹患歯）or 広汎型（≧30%罹患歯）or 臼歯／切歯型			

症例1-5　本症例のステージ分類。#37 の最大CAL、エックス線での骨吸収率、≧ 6 mmPD、≧ 3 mm 垂直性骨欠損からステージIIIと診断した。

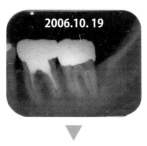
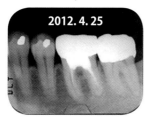

Grade			A：slow（緩慢）	B：modetate（中等度）	C：rapid（急速）
主基準	直接	5年間BL/CAL	なし	＜ 2mm	≧ 2mm
	間接	BL%／年齢	＜ 0.25	0.25 ～ 1.0	＜ 1.0
		破壊程度／Biofilm量	低い	相当	過剰
修飾因子	危険因子	喫煙	なし	＜ 10本／日	≧ 10本／日
		糖尿病	正常	＜ 7.0% HbA1c	≧ 7.0% HbA1c

症例1-6　本症例のグレード分類。グレードの診断でもっとも優先される主基準は、直接過去の情報から確認される直近5年間のBL/CALである。本症例では5年6か月前と当時のエックス線写真を比較して明らかな進行が認められないため、グレードAと判定できる。プラークコントロールの割には歯周組織の破壊の程度が顕著であるとはいえない点も、グレードAの診断を後押ししているといってよいだろう。

限局型ステージIII グレードA 歯周炎
（限局型重度慢性歯周炎）
と診断

▶次ページに続く

● 治療計画

Phase Ⅰ（基本治療）
- ●診査診断
  - ・口腔外写真、口腔内規格写真、口腔内規格エックス線写真、歯周組織精密検査
  - ・ステージ・グレード分類
- ●プラークコントロール
- ●スケーリング・ルートプレーニング
- ●咬合調整

再評価

Phase Ⅱ（歯周外科治療）
- ●#36、#37 歯周組織再生療法

再評価

Phase Ⅲ（口腔機能回復治療）
- ●修復・補綴治療

再評価

Phase Ⅳ（メインテナンス・サポーティブペリオドンタルセラピー（SPT））

● **Phase Ⅱ（歯周外科治療）時の状況**

術前	術後9か月
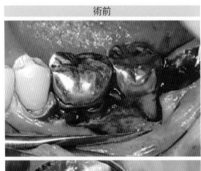	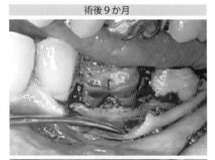
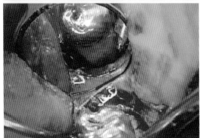	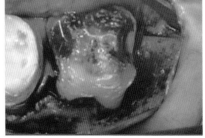

症例1-7　Phase Ⅰ後の再評価後、Phase Ⅱの歯周外科処置として EMD、他家骨（DFDBA）移植を用いた歯周組織再生療法を選択した。術前術後の比較により #36 頬側根分岐部、#37 遠心に骨様組織の回復を認める。

● **Phase IV（メインテナンス・サポーティブペリオドンタルセラピー（SPT））時の状況**

> # 治療が成功した安定している歯周病患者 ＊
> ## と診断

* Successfully treated stable periodontitis patient[5, 6]

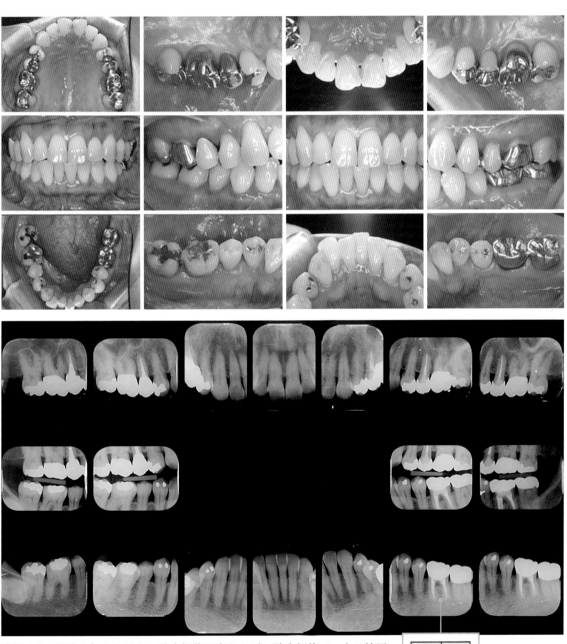

	6	7
	2 2 2	2 2 3
	2 3 2	2 2 3
	✕	
	F I	

症例 1-8 術後 7 年 1 か月の口腔内規格写真および口腔内規格エックス線写真。歯周組織再生療法を行った部位は安定した経過をたどっている。

4. まとめ

　旧歯周病分類では疾患の重症度と分布、慢性／侵襲性の分類のみであり、その診断は状態を表す評価のみで、直接治療方針を示唆する分類ではなかった。また、過去・現在の状態を反映するのみで、未来の疾病活動性を教えてくれる分類でもなかった。

　新歯周病分類では、ステージにより従来の重症度・分布に加えて状態の複雑性が表現されることで、ステージ別に具体的な治療の方向性が推察できる。またグレードは疾病の進行スピード、リスク、治療反応性を反映するため、AからCに向かうにつれて治療の積極性、メインテナンス・SPTの密度、禁煙治療や糖尿病治療に関する医療連携の密度の調整を検討することに利用できる。

参考文献

1. Armitage GC. Development of a classification system for periodontal diseases and conditions. Ann Periodontol 1999;4(1):1-6.

2. Page RC, Kornman KS. The pathogenesis of human periodontitis: an introduction. Periodontol 2000 1997;14:9-11.

3. Tonetti MS, Greenwell H, Kornman KS. Staging and grading of periodontitis: Framework and proposal of a new classification and case definition. J Periodontol 2018;89 Suppl 1:S159-S172.

4. Papapanou PN, Sanz M, Buduneli N, Dietrich T, Feres M, Fine DH, Flemmig TF, Garcia R, Giannobile WV, Graziani F, Greenwell H, Herrera D, Kao RT, Kebschull M, Kinane DF, Kirkwood KL, Kocher T, Kornman KS, Kumar PS, Loos BG, Machtei E, Meng H, Mombelli A, Needleman I, Offenbacher S, Seymour GJ, Teles R, Tonetti M. Periodontitis: Consensus report of workgroup 2 of the 2017 World Workshop on the Classification of Periodontal and Peri-Implant Diseases and Conditions. J Periodontol 2018;89 Suppl 1:S173-S182.

4. Chapple ILC, Mealey BL, Van Dyke TE, Bartold PM, Dommisch H, Eickholz P, Geisinger ML, Genco RJ, Glogauer M, Goldstein M, Griffin TJ, Holmstrup P, Johnson GK, Kapila Y, Lang NP, Meyle J, Murakami S, Plemons J, Romito GA, Shapira L, Tatakis DN, Teughels W, Trombelli L, Walter C, Wimmer G, Xenoudi P, Yoshie H. Periodontal health and gingival diseases and conditions on an intact and a reduced periodontium: Consensus report of workgroup 1 of the 2017 World Workshop on the Classification of Periodontal and Peri-Implant Diseases and Conditions. J Periodontol 2018;89 Suppl 1:S74-S84.

5. Lang NP, Bartold PM. Periodontal health. J Periodontol 2018;89 Suppl 1:S9-S16.

第 1 回 歯周治療のコンセンサス ミーティング 参加メンバー

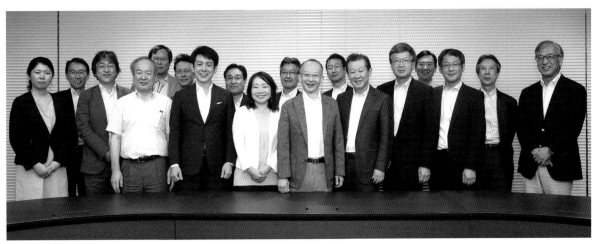

2019 年（令和元年）7 月 27 日　エッサム神田ホール（東京都千代田区）にて開催

【世話人】

吉江弘正　　　　（新潟大学 名誉教授）

二階堂雅彦　　　（二階堂歯科医院 院長／東京都中央区）

畑めぐみ　　　　（患者代表（インターアクション株式会社 代表取締役社長）／東京都町田市）

【コメンテーター】

石川知弘　　　　（医療法人社団 石川歯科 院長／静岡県浜松市）

石原和幸　　　　（東京歯科大学 微生物学講座 教授）

和泉雄一　　　　（東京医科歯科大学 名誉教授）

浦野　智　　　　（浦野歯科診療所 院長／大阪府大阪市）

小方頼昌　　　　（日本大学松戸歯学部 歯周治療学講座 教授）

菅野文雄　　　　（六本木ヒルズ西堀歯科 副院長／東京都港区）

五味一博　　　　（鶴見大学歯学部 歯周病学講座 教授）

清水宏康　　　　（清水歯科クリニック 院長／東京都江戸川区）

多部田康一　　　（新潟大学大学院医歯学総合研究科 歯周診断・再建学分野 教授）

築山鉄平　　　　（つきやま歯科医院 専門医療クリニック天神 院長／福岡県福岡市）

冨岡栄二　　　　（冨岡歯科医院 院長／東京都新宿区）

水上哲也　　　　（水上歯科医院 院長／福岡県福津市）

三辺正人　　　　（神奈川歯科大学大学院歯学研究科 口腔統合医療学講座 歯周病学分野 教授）

【サポーター】

木村　明　　　　（インターアクション株式会社 取締役）

倉本　薫　　　　（株式会社デンタリード）

中山茂男　　　　（白水貿易株式会社 代表取締役社長）

歯科医師・研究者チームによる 歯周治療のコンセンサス
❶歯周炎の新分類（2017）

2020 年 1 月 20 日　第 1 版第 1 刷発行
2022 年 2 月 28 日　第 1 版第 2 刷発行

世話人	吉江弘正、二階堂雅彦、畑めぐみ
コメンテーター	石川知弘、石原和幸、和泉雄一、浦野智、小方頼昌、 菅野文雄、五味一博、清水宏康、多部田康一、 築山鉄平、冨岡栄二、水上哲也、三辺正人
発行人	畑 めぐみ
発行所	インターアクション株式会社 東京都武蔵野市境南町 2-13-1-202 電話　070-6563-4151 FAX　042-290-2927 web　https://interaction.jp